DIE

# POINTS DOULOUREUX VALLEIX'S

UND IHRE URSACHEN

VON

Dr. med. CONSTANTIN LENDER.

PRACTISCHER ARZT IN BERLIN.

LEIPZIG

VERLAG VON VEIT & COMP.

1869.

# EINLEITUNG.

In der „Berliner Klinischen Wochenschrift" vom 27. Juli 1868 sind zur Wahrung der Priorität 14 Sätze vorläufig aufgestellt worden, welche in den den Thesen nachfolgenden Krankengeschichten zum Theil gar nicht, zum Theil nur unzureichend ihre Beweisführung erfahren haben. Die Arbeit musste wegen Berufsarbeiten und Krankheit unvollendet bleiben. Die Begründung aller Thesen nun wird eine nach der Masse des Materiales nur nach und nach zu lösende Aufgabe sein. In der These 12 heisst es: „Die *Points douloureux* VALLEIX's sind umschriebene Entzündungsheerde, deren eines Symptom Neuralgien sein können." Dieser Satz bildet das Thema der nachfolgenden Arbeit; dieses Thema zuerst zu erledigen, war Pflicht, weil dasselbe an mich zum ersten Male die Forderung stellte, den Begriff des *Rheuma* zu spalten in der Art, dass in vielen bezüglichen Fällen als Krankheits-Ursache an Stelle der allgemein angenommenen Erkältung zweifellos eine Intoxication zu proclamiren war.

Der Nachweis, dass eine Reihe von Krankheiten nicht rheumatischen Ursprunges ist, ist nicht werthlos. Nur dieser Nachweis bringt die schwerwiegende Erkenntniss zur Reife, aus welchen klar ersichtlichen Gründen an bewussten und muskelkräftigen Menschen, welche sogar fieberlos sein können, ausserordentlich häufig vermeintlich rheumatische Entzündungen vorkommen, gegen welche die örtliche Antiphlogose nutzlos, die allgemeine Antiphlogose entschieden schädlich ist.

Die Lehre von der Allgewalt und Allgegenwart der rheumatischen Ursache in allen den Fällen, in welchen dieselbe nur das veranlassende Moment ist oder eine andere Ursache der Erkrankung nicht nachzuweisen gelingt, hat die Erlaubniss unserer Wissenschaft im Gefolge gehabt, dass Entzündungen bei Abwesenheit von *Status typhosus* oder Asthenie antiphlogistisch, d. h. durch Entleerung von Blut oder Säften, also durch Schwächung des Kranken behandelt werden dürfen.

Der ausgiebige Gebrauch, welcher von dieser Erlaubniss gemacht worden ist, der Mangel an Erfolg, der offenbare Schaden, welcher an die Ferse der Blut oder Säfte entleerenden Methode hie und da sich knüpft, hat dazu beigetragen, dass ein Theil der Gebildeten — unsere Mittel als gefährlich fürchtend — den Glauben an unsere Wissenschaft verloren hat, dass selbst geschulte und redliche Aerzte von dem uralten, gewaltigen Strome der medicinischen Wissenschaft sich losgelöst haben, um auf eignen Wegen die Wahrheit zu suchen.

Unsere Empirie hat jedoch schon rheumatische Entzündungen kennen gelehrt, z. B. den „acuten Gelenkrheumatismus", bei welchen trotz sthenischen Fiebers die Antiphlogose nutzlos, ja schädlich ist; gleichwohl ist die rheumatische Natur dieser gegen die Antiphlogose widerspenstigen Krankheitsform wie ein durch sein Alter ehrwürdiges Dogma niemals angetastet worden. Andererseits vermag eine therapeutische Thatsache erst dann allgemeine Geltung sich zu verschaffen, wenn sie nicht bloss von dem Gewichte hervorragender Persönlichkeiten getragen, sondern wenn dargethan und allgemein eingesehen wird, aus welchem Grunde jene therapeutische Thatsache wahr sein muss und auf einer Täuschung einzelner Beobachter nicht beruhen kann. So kommt es denn, dass, während in Berlin ein Candidat der Medicin im Examen wohl nicht bestehen würde, wenn er die Nothwendigkeit wiederholter Aderlässe zur Verhütung der *Endocarditis* im acuten Gelenkrheumatismus behauptete, beispielsweise noch jüngst in Italien dem an acutem Gelenkrheumatismus erkrankten Ingenieur Hermann Oelschig trotz seiner Gegenvorstellungen, trotz seiner Berufung auf medicinische Auctoritäten auf Beschluss dreier namhafter Aerzte Brescia's genau $3^1/_4$ Kilogramm, also $6^1/_2$ Pfund Blut in 5 Aderlässen entzogen worden sind, und weil seine athletische Constitution diesen Eingriff überwunden hat, der Schluss gezogen worden ist, dass er nur diesem Verfahren seine Rettung und frühere Integrität zu verdanken hätte. Welche gewaltige Kluft in unserem klinischen Handeln, trotzdem die Wissenschaft universell und die Intelligenz nicht Eigenthum einer Raçe, noch weniger einer Nation ist!

Dass wir ausserdem unwiderstehlich geneigt sind, gegen jede Entzündung, wo wir *Calor, Rubor, Dolor, Tumor* und Fieber sehen, das leichte und schwere Geschütz der Antiphlogose aufzufahren, liegt ferner darin, dass pathologisch-anatomische Begriffe uns dominiren. Im Beginne unserer Laufbahn fragen wir uns daher mit dem Scheine des grössten Rechtes, weshalb, wo zuviel Blut sich anhäuft und zuviel Reizung besteht, die Rettung nicht in einer Blut oder Säfte entleerenden Methode gesucht werden soll. Sowie unsere Diagnose, sobald die

Erkältung als veranlassendes Moment der Erkrankung vorausgegangen oder die Ursache der Erkrankung unklar ist, daher unter der Herrschaft des *Rheuma* steht, so wird unser ärztliches Handeln durch den Glauben an die Macht der Antiphlogose überwiegend bestimmt. Dieser Glaube rüstet uns, wenn wir als muthige, ehrliche Streiter gegen „Entzündungen" zu Felde ziehen, mit zweischneidigen Schwertern aus, und oft beschleicht uns, wenn der Kranke hat unterliegen müssen, das unheimliche Gefühl, ob unsere niemals gleichgiltigen Mittel statt der Krankheit nicht den Kranken getroffen haben. — Doch worin besteht die rheumatische Ursache?

Die *Points douloureux* Valleix's waren bis auf die neueste Zeit Gegenstand der Discussion; vor einem Jahre etwa besprach sie Geh. Rath Romberg in der Gesellschaft für wissenschaftliche Medicin und liess den betreffenden Vortrag in der Zeitschrift Griesinger's für Psychiatrie und Nervenkrankheiten abdrucken.

Seit Jahren war es mir klar, dass die Valleix'schen Druckstellen umschriebene Entzündungsheerde an sensiblen Nerven mit selbständigen Symptomen seien. Aus dieser Auffassung folgte, dass sie einen selbständigen Vorwurf für die ärztliche Thätigkeit bilden und dass die beste Heilmethode diejenige ist, durch welche sie am raschesten und dauernd beseitigt werden. Es ergab sich nun das auffällige Factum, dass eine und dieselbe therapeutische, der Antiphlogose zuzurechnende Methode, welche seit 1853 in zahlreichen Fällen zum Ziele führte, in vielen gleichartigen Fällen völlig versagte, sei es, dass die *Points douloureux* nicht verschwanden, oder ohne neue nachweisbare Ursache immer wiederkehrten. Das gleichartig Erscheinende konnte nicht dasselbe sein. Wo lag die Verschiedenheit?

Unter dem Banne des Begriffes der Erkältung stehend wagte ich — trotz der Verschwommenheit dieses Begriffes — für eine Zeit lang an der Einheit und Untheilbarkeit der sogenannten rheumatischen Ursache für alle meine Fälle nicht zu zweifeln. Solange dieser Bann herrschte, bestand die Unfähigkeit, obige Frage zu beantworten. Ein unfertiger Gegenstand sollte der Oeffentlichkeit nicht übergeben werden. Gleichwohl glaubte ich in Soldin schon, rheumatische Entzündungen, für welche die Antiphlogose passt, von pseudorheumatischen Entzündungen, für welche die Antiphlogose nicht passt, unterscheiden zu müssen; allein von dem Umfange dieser Unterscheidung und der näheren Natur der pseudorheumatischen Entzündungen hatte ich keine klare Vorstellung.

Als ich jedoch mein Soldiner Physicat niederlegte, um lebendiges Material in grösserem Maassstabe und mit besseren Hilfsmitteln zu bearbeiten, gab mir Geh. Rath Prof. Dr. Böhm Gelegenheit, gegen 4000 Kranke jährlich zu untersuchen. Nur diesem meinem Lehrer und Freunde verdanke ich es daher, dass an der Fülle seines Materiales die Befreiung von dem Wahne der Allgegenwart der rheumatischen Ursache gründlich gelang, dass es gelang, den Götzen der Erkältung an einigen Stellen zu zerschlagen, wo er entschieden ungehörig in unserer Wissenschaft aufgepflanzt war, — dass es gelang, mein Thema zu einem nicht unbefriedigenden Abschlusse zu bringen.

Das Räthsel, wie eine und dieselbe therapeutische, als antiphlogistisch zu bezeichnende Methode verschieden einwirken konnte auf Krankheitsheerde, welche durch ihre entzündliche Natur, durch die Besonderheit ihres entzündlichen Productes, durch ihren anatomischen Sitz und ihr symptomatisches Bild gleichartig waren, wurde auf einfache Weise durch die Erkenntniss der Verschiedenheit der zur Einwirkung gekommenen Krankheitsursache, durch den Nachweis eines bis dahin für eine Reihe von Krankheitsformen von mir nicht erkannten ätiologischen Momentes gelöst.

Nicht jede isolirte seröse *Neuritis, Choreoiditis, Arthritis, Myitis, Periostitis, Pneumonia* u. s. w. u. s. w., welche wir durch Erkältung entstanden annehmen, ist rheumatischer Natur. Oder, was dasselbe sagen will, nicht jede seröse Entzündung eines sich im Uebrigen gesund fühlenden Menschen ist als eine rein örtliche Störung hervorgebracht durch den Stoss, welchen Wasser oder Luft durch ihre physikalischen Eigenschaften gegen die äussere Haut und zugänglichen Schleimhäute mit entzündungserregender Kraft zu führen im Stande sind, und wird daher vor einem Rückfalle sicher gestellt, wenn neue Erkältung verhütet wird. Die Erkenntniss kam zum Durchbruch, dass die Forderung des vor neuer Erkältung schützenden geschlossenen Raumes ein Wahn gewesen war, der einen Theil meiner vermeintlich rheumatischen Kranken nicht allein eines unvergleichlichen, zuweilen unersetzlichen Heilmittels, der reinen und freien Luft beraubt, sondern sie geradezu der alleinigen Ursache ihrer Leiden dauernd überliefert hatte.

Wie das Wasser nur aus den Tiefen der Erdschichten rein hervorquillt, so bewahrt die Luft vielleicht nur auf den Höhen der Berge ihre ideale Zusammensetzung. — Wo Pflanzen wachsen und Thiere leben, dort faulen, verwesen, vermodern organische Stoffe. — Allüberall daher, wo der Mensch seinen Aufenthalt zu nehmen gezwungen ist, weil er aus dem Reiche der Vegetation und animalischer Wesen seine Nahrung bezieht, sind der Luft, welche wir athmen, dem Wasser, welches wir trinken, Stoffe zugemischt, welche der unvollkommenen Verbrennung pflanzlicher und thierischer Substanzen entstammen.

Diese durch mangelhafte Oxydation organischer Körper entstandenen Zersetzungsproducte mögen der Bedingungen ihres Ursprunges und ihrer Zusammensetzung wegen trotz aller Verschiedenheit unter dem gemeinschaftlichen Namen der septischen zusammengefasst werden. — Diese septischen Stoffe sind keineswegs den Stoffen unseres Leibes homogene Nahrungsmittel, sie sind für uns stets unwillkommene Verunreinigungen der Luft und des Wassers, weil Luft und Wasser, wenn sie die septischen Stoffe in einer gewissen Quantität enthalten, unsere chemischen Sinne beleidigen, und sowohl vom Geruche, als auch vom Geschmacke mit der vollen Unmittelbarkeit des Gefühles der Unlust deshalb zurückgewiesen werden, weil sie Ekel erregen. — Unsere natürliche, nicht wissenschaftliche Auffassung beurtheilt daher die septischen Substanzen mit Recht schon als Gifte, d. h. als Stoffe, welche durch ihre Qualität, ihre Zusammensetzung unserem Leben feindlich sind.

Schon *a priori* müssen wir annehmen, dass in unserer Atmosphäre und in unseren Brunnen eine absolute Reinheit von septischen Körpern nicht existirt, weil wir überall von Quellen der Fäulniss, Verwesung, Vermoderung umgeben sind, und es ist daher ein Irrthum, dass wir unsere Luft und unser Trinkwasser stets dann für rein halten, wenn die septischen Beimengungen weder sicht- noch fühl- noch schmeckbar sind. —

Wie es Aetherwellen giebt, welche die normale Netzhaut nicht als Licht percipirt, wie es Luftwellen giebt, welche den gesunden *Acusticus* nicht zu einer Schall- oder Tonempfindung erregen, so sind auch unsere chemischen Sinne als Reagentien auf septische Körper von keiner absoluten Feinheit. — Nur grosse Mengen, gröbere Beimengungen der genannten Stoffe erregen unsere Sinne, allein Zufuhren kleinster Mengen derselben passiren unbemerkt die Pforten unserer Sinnesorgane, um sich in unserem Blute bald mehr, bald weniger sesshaft zu machen. — Es ist nun eine Thatsache schwerster Bedeutung, dass der Mensch selbst für die kleinsten Quantitäten septischer Stoffe empfindlich wird, wenn die Zufuhr derselben eine gewisse Stetigkeit, eine gewisse Dauer hat. — Weil unser Blut kleinste, nicht sinnfällige Mengen dieser Stoffe aufzunehmen, festzuhalten, und schliesslich so anzuhäufen vermag, dass sie zur evidenten Krankheitsursache werden, so ist unser Körper ein weitaus feineres Reagens auf die Existenz dieser Stoffe in der Aussenwelt, als die Erregbarkeit unserer chemischen Sinne. — Wenn daher auch unsere Sinne die septischen Stoffe nicht verrathen, so wird ihre Existenz in unserer äusseren Umgebung gleichwohl sicher bewiesen durch die Fähigkeit der Luft, Gährungen einzuleiten, und vor Allem durch pathologische Wirkungen, welche durch vermeintlich reine Luft und vermeintlich reines Wasser am lebenden Menschen in der That herbeigeführt werden.

Jedes Menschen Blut ist bald mehr, bald weniger Träger septischer Stoffe; wann jedoch und unter welchen Krankheitsformen beginnt unser Körper gegen septische Stoffe zu reagiren, wenn die letzteren bei ihrer Aufnahme den Nahrungsschlauch und den Athmungsapparat völlig intact gelassen haben? wann kommt eine primäre *Sepsis* des Blutes zu Stande?

Nur gegen ungewöhnlich giftige Stoffe oder gegen das Uebermaass der Zufuhr der gewöhnlichen septischen Stoffe hat unser Körper einen wahrhaften Kampf zu führen, dem Viele erliegen, von welchem sein ganzes Leben frei zu bleiben, wohl keinem Menschen beschieden ist.

Wenn das Blut eines in allen seinen Organen sonst gesunden Menschen bis zu einem gewissen Grade mit diesen septischen Stoffen gesättigt worden ist, so entsteht eine Intoxication, welche latent sein oder das Allgemeingefühl mit einer gewissen Schwere, Schwüle und Mattigkeit belasten kann. Wenn zu dieser primären *Sepsis* des Blutes den Stoffwechsel herabsetzende Momente, z. B. Erkältung, Diätfehler, deprimirende Gemüthsaffecte u. s. w. hinzutreten, oder wenn diese Intoxication in ihrer Höhe noch gesteigert wird, so hört sie immer auf latent zu sein, und sie beginnt selten einen Schlag, meist mehrere Schläge vom Blute aus gegen den Körper zu führen, ganz ebenso, wie die Spannung der getrennten Elektricitäten nach erreichtem Maximum in der gewitterschwülen Atmosphäre meist nicht in einer Explosion, sondern in einer Reihe von Explosionen sich zu entladen und auszugleichen pflegt.

Der Kampf des Körpers gegen die septischen Stoffe unseres Kreislaufes läuft daher unter dem Bilde von Anfällen ab, welche zunächst aus inneren Gründen erfolgen, bald ohne freie Zeiten ineinander greifen, bald um so auffälliger sind, je kürzer und gleichdauernder die völlig freien Zeiten sind, durch welche sie getrennt werden. Diese Anfälle verlaufen unter der Form von Fieber, von Entzündungen und von Blutungen. Sie bilden in ihren einfachsten Gestaltungen z. B. die *Purpura septica simplex*, die *Febris septica intermittens*, die *Myitis, Neuritis, Choreoiditis, Polyarthritis, Conjunctivitis septica serosa.* Diese Anfälle haben für unsern Körper eine entschieden depuratorische, befreiende Bedeutung, weil durch sie die fremdartigen Stoffe höchst wahrscheinlich zersetzt, ausgeschieden werden und das Gesundheitsgefühl solange erhalten bleibt, bis eine neue Anhäufung jener Stoffe im Blute eine neue Entladung in einem Anfalle oder neue Detonationen in einer Reihe von Anfällen herbeiführt.

Die nachfolgenden Anfälle brauchen nicht gleichartig zu sein mit denjenigen, welche vorhergingen, sie können ihre Form wechseln, und die Blutung kann von Fieber, das Fieber von Entzündung und die Entzündung von Blutung abgelöst werden.

Aus den elementaren Erkrankungsformen des Fiebers, der Entzündung, der Blutung setzen sich je nach der Aufeinanderfolge, der Dauer, dem Sitze, dem Ineinandergreifen, der Intensität, der Art ihrer Anfälle höchst complicirte Krankheitsbilder zusammen. — Neue septische Stoffe werden neue Combinationen der elementaren Erkrankungsformen herbeiführen und somit noch nicht gekannte Krankheiten ins Leben rufen.

Diese Stoffe sind septischer Natur nicht allein wegen der örtlichen Bedingungen, unter welchen sie entstehen, sondern auch wegen der Mittel, durch welche sie innerhalb des Blutes bekämpft werden, und ausser anderen Gründen auch aus dem Grunde, weil alle durch sie verursachten Fieber-, Entzündungs- und Blutungsformen bei hochgradiger Intoxication mit einem primären *Status typhosus* ausgestattet werden. — Alle die nachfolgenden Affectionen, welche und sobald sie direct unreiner Luft und unreinem Wasser, also einer primären *Sepsis* desBlutes entspringen: die exanthematischen Krankheiten mit dem Flecktyphus, das *Erysipelas*, die *Endocarditis*, wahrscheinlich die primäre miliare Tuberculose, vielleicht die primäre *Pneumonia caseosa* können ebensowohl, wie die *Polyarthritis*, *Nephritis serosa*, die *Febris intermittens* und *recurrens*, die *Meningitis cerebro-spinalis*, die *Diphtheritis* der Carbunkel u. s. w. mit und ohne *Status typhosus* auftreten.

Dieser primäre *Status typhosus* ist nicht verursacht durch die örtlichen Entzündungen, welche in sehr geringer Intensität bestehen können, derselbe ist der Coeffect des primär inficirten Blutes und immer der Ausdruck schwerer allgemeiner *Sepsis*. — Das Vorhandensein des *Status typhosus* ist jedoch keine Nothwendigkeit für den einzelnen septischen Krankheitsfall, im Gegentheil die Erkrankung besteht sehr häufig sogar — als Entladung einer minimalen *Sepsis* des Blutes — in einer dem Anscheine nach rein örtlichen Blutung oder in einer isolirten serösen Entzündung oder nur in einem leichten Fiebersymptome, ohne aufzuhören, s e p t i s c h, d. h. die Wirkung jener einen Krankheitsursache, der septischen Stoffe der Luft oder des Wassers zu sein.

Diese eine Krankheitsursache ist nicht immer dieselbe, d. h. verschiedene septische Stoffe bringen einerseits verschiedene Wirkungen hervor, und werden andererseits anscheinend nicht durch die gleichen Arzneistoffe innerhalb des Blutes zersetzt und unschädlich gemacht. — Diese septischen Stoffe glauben wir nur dann fürchten, abwehren und bekämpfen zu müssen, wenn sie in verheerenden Epidemien als Würgengel einhergehen, d. h. wenn sie in vielen Häusern eines Ortes ihre Quelle finden oder sogar an die freie Luft eines Ortes gebunden sind. — Sowie die Epidemie aufhört, verschwindet die Furcht vor den Folgen der unreinen Luft, — die Thätigkeit, reine Luft in den Strassen, Höfen, Häusern, Wohn- und Schlafzimmern zu schaffen, erlahmt, — die Sehnsucht nach dem „Aether" des Gebirges, dem Gegenstande dichterischer Begeisterung, erlischt, — das Verlangen, reine Luft in weiten, hochgelegenen, trocknen, sonnigen Räumen zu athmen, reines Wasser zu trinken, erstirbt.

Dieser Umschlag in der Stimmung hat zwei Gründe, einmal verfallen wir wieder unter die Herrschaft des Wahnes, die Erkältung sei die Pandorabüchse der meisten Leiden, und andererseits wird die Schädlichkeit der unreinen Luft in unsagbarer Weise verkannt, und diese Verkennung beruht lediglich darauf, dass alle jene Erkrankungsformen, welche den geringeren und chronischen Graden der Intoxication durch septische Stoffe entsprechen und daher die Brücke bilden zu den obengenannten schwereren septischen Erkrankungen, entweder ätiologisch gar nicht oder irrthümlich oder ohne die Energie des klaren Wissens gedeutet werden. Einer der wichtigsten therapeutischen Sätze ist jedoch der, dass ohne Erkenntniss der Ursache einer Krankheit alle Heilversuche nur einen bedingten Werth haben und eine wahrhafte therapeutische Methode nicht zu schaffen im Stande sind.

Die Lösung des Räthsels des Glaukoms und des acuten Gelenkrheumatismus ist auf anatomischem Wege und experimentell vergeblich versucht worden; als zwei nur durch ihren Sitz verschiedene septische, meist seröse und flüchtige Entzündungen harrten sie so lange der Heilmethode, als ihre Aetiologie in Dunkel gehüllt war. — Es ist ferner schon ein ungeheurer Unterschied für die Richtung unseres Handelns, ob wir bei der *Cholera*, dem *Typhus abdominalis*, der Dysenterie, der *Diphtheritis* von der Ansicht ausgehen, dass die Schleimhäute erst mittelbar durch das Medium des Kreislaufes oder unmittelbar von der äusseren, freien, epithelialen Seite aus durch die septischen Stoffe angegriffen werden.

Obgleich nun die gewöhnlich eingeathmete Luft durch unsere Sinne ihren ungehörigen Inhalt an septischen Stoffen nicht verräth, ist sie gleichwohl durch ihren septischen Inhalt fähig, als innerer Reiz, also vom Kreislaufe aus bei einem sonst gesunden Menschen nicht allein eitrige und diphtheritische Entzündungen, sondern auch mit dem äusseren rheumatischen Reize gleiche pathologisch-anatomische Wirkungen, d. h. seröse und serös-fibrinöse Entzündungen zu verursachen.

Alle die hierhergehörigen Entzündungen, mögen sie flüchtig oder dauernd sein, ein seröses, fibrinöses, eitriges oder diphtheritisches Exsudat liefern, sind daher septischen Ursprunges, sie müssen dieser ihrer Abstammung und Ursache gemäss von den rheumatischen strenge unterschieden und daher mit der Signatur der *Sepsis* versehen werden. — Diese Unterscheidung ist therapeutisch eine gebieterische Nothwendigkeit, weil die rheumatischen Entzündungen die Antiphlogose erfordern, während gegen alle septischen Entzündungen, also auch gegen den „acuten Gelenkrheumatismus" und das „Glaukom" die örtliche Antiphlogose in einem gewissen Stadium nutzlos, die allgemeine Antiphlogose, weil sie *Collapsus* herbeiführt, schädlich ist.

Die serösen septischen Entzündungen sind oft höchst flüchtig; indem sie mehr oder weniger rasch durch den natürlichen Ablauf verschwinden, sind sie einestheils für „nervös" erklärt worden, und haben sie anderntheils in anderen Beobachtern den Glauben an die wenigstens temporäre Wirksamkeit der Antiphlogose erhalten. Sie werden dadurch so verderblich, dass die Entzündungsstösse bei Andauer der Blutsepsis unablässig wiederkehren. — Diese Wiederkehr kann nun begreiflicher Weise durch die Antiphlogose nicht verhindert werden, sondern nur dadurch, dass erstens den septischen Stoffen des Blutes die weitere Zufuhr durch reine Luft abgeschnitten wird, und zweitens dadurch, dass die einmal vorhandenen septischen Stoffe innerhalb des Blutes durch das antiseptische Chinin oder andere geeignete *Antiseptica* wirksam angegriffen werden. Erst dann, wenn eine septische Entzündung nach getilgter Blutsepsis zu einem rein örtlichen Leiden geworden ist und der natürliche Ablauf ihr Ende nicht herbeiführt, wird zu ihrer Beseitigung die Blut oder Säfte entleerende Methode ihren Beitrag liefern.

Neben dem Gebiete der rheumatischen Entzündungen, welche die Antiphlogose erfordern, erhebt sich daher völlig ebenbürtig das weite Reich der septischen Phlogosen, gegen welche die antiseptische Methode zu richten ist.

Alle Krankheitsformen, welche durch aus inneren Gründen auftretende, nach freien Zeiten sich wiederholende Anfälle von Reizung ausgezeichnet sind, alle Entzündungen, deren Aetiologie noch zu beweisen, deren Therapie noch zu finden war, sind zu prüfen, ob sie den septischen Stoffen entstammen, und wenn sie denselben entstammen, ob die betreffende Blutsepsis durch Chinin oder Arsenik oder Sauerstoffinhalationen beseitigt werden kann, oder andere noch zu erforschende *Antiseptica* erfordert. Wenn im Nachfolgenden der acute Gelenkrheumatismus und das Glaukom als eine mehr oder weniger grosse Reihe von Entzündungsschlägen aus dem mit septischen Stoffen geladenen Blute betrachtet werden, so muthe ich keinem Collegen zu, meine Ansicht eher zu acceptiren, als bis ausser den in der Berliner Klinischen Wochenschrift vom 10. und 17. August 1868 beigebrachten Fällen auch noch durch weitere Krankheitsfälle der Beweis geliefert worden ist, dass die Sistirung der genannten floriden Processe nicht durch die Antiphlogose, respective die Iridektomie, sondern durch die antiseptische Methode erreicht wird.

Meine anatomischen Angaben stützen sich auf das grosse, vortreffliche Werk Luschka's.

Berlin, den 28. März 1869.

**Der Verfasser.**

# I.

„Die Schmerzempfindung", sagt LUDWIG in seiner Physiologie, „ist stets mit einer Ortsempfindung verknüpft; jeder Nerv erweckt eine bestimmte Ortsempfindung, welche nie durch einen anderen Nerven gegeben werden kann. — Jeder Nerv ist nur zur Erzeugung einer einzigen Ortsempfindung geschickt, so dass es für die Empfindung gleichgiltig ist, auf welchem Punkte seines Verlaufes er von der schmerzerzeugenden Einwirkung getroffen wird. — Der Ort eines Angriffes wird daher sehr häufig in der Empfindung ein anderer, als der Ort des wirklichen Angriffes auf den Nerven sein; der scheinbare Ort des Angriffes, auf welchen jedes Mal die Empfindung verlegt wird, ist immer das normale peripherische Ende des Nerven."

Aus diesen physiologischen Sätzen folgt, dass derjenige Schmerz, welcher spontan genannt wird, weil er ohne äusseren Anstoss allein aus unbekannten inneren Gründen im Kranken aufblitzt, weil nicht allein seine Ursache, sondern auch seine Veranlassung unbekannt ist und innerhalb des Körpers zu liegen scheint, — dass dieser spontane Schmerz einzig für sich — also ohne einen durch andere Symptome erkennbaren Krankheitsheerd — ganz und gar ausser Stande ist, dem Kranken und dem Arzte eine Aussage zu machen über den Ort, an welchem ein aliquoter Theil einer sensiblen Nervenprimitivröhre zur Schmerzerzeugung erweckt wird. — Aus jenen Sätzen folgt, dass selbst durch in gleicher Richtung wiederholt wiederkehrende, aus unbekannten inneren Gründen hervorgerufene Schmerzensanfälle heftigsten Grades allein für sich wohl die Nervenbahnen im Allgemeinen dem anatomisch und physiologisch geschulten Arzte angedeutet werden, innerhalb deren die abnorm erregte Nervenprimitivröhre verläuft, jedoch kein Schluss ihm gestattet wird, ob der durch irgend einen Reiz erregte Theil einer sensiblen Nervenprimitivröhre am centralen, von Ganglienmasse umlagerten Ende im Hirn oder Rückenmark, oder an ihrer peripherischen Endausbreitung in den Organen, oder an irgend einer Stelle ihres der Körperlänge mehr oder weniger gleichkommenden, von den nervösen Centren bis zur Peripherie sich erstreckenden Verlaufes gelegen ist.

Ein geplatztes kleines *Aneurysma* im Hirn, ein Erweichungsheerd im Hirn oder Rückenmark, eine septische *Encephalitis* oder *Myelomeningitis spinalis fugax*, ein Carcinom der Brust-, Bauch- oder Beckenhöhle vermögen die heftigsten Schmerzen in den unteren Extremitäten zu verursachen, sobald die Nerven der Beckengliedmaassen auf ihrer Bahn zur empfindenden Provinz des Gehirnes von den ebengenannten Krankheitszuständen mechanisch oder chemisch lädirt werden.

Pathologische Thatsachen lehren ferner, dass eine scheinbare Uebertragung der Erregung von sensiblen Nerven eines erkrankten Organes auf die sensiblen Nerven eines mehr oder weniger entfernten, sonst völlig gesunden Körpertheiles als sogenannte Mitempfindung vermittelt werden kann. — Und zwar muss diese Uebertragung durch Querleitung in den Centraltheilen geschehen, weil das kranke, die Mitempfindung erregende Organ und der entfernte, scheinbar erregte Körpertheil mit Nerven ausgestattet sind, welche nach Verlauf, hie und da auch nach Ursprung verschieden sind und nur das gemeinsam haben, dass sie der Cerebrospinalaxe angehören. — So bewirkt ein Krankheitsheerd der Leber durch Lädirung des *Nervus phrenicus* rechtseitigen Schulterschmerz, also, weil die *Nervi scapulares* der *Pars supraclavicularis* des *Plexus brachialis* rein motorisch sind, dem Anscheine nach abnorme Erregung der *Rami supraclaviculares externi* des vorderen Astes des vierten Cervicalnerven, von welchem constant der *Nervus phrenicus* entspringt. — So bewirkt Entzündung des *Pericardium fibrosum* nicht allein Schmerz in der Schulter, sondern auch im Oberarm, weil einerseits stets einige Zweige des *Phrenicus* nach Luschka am Herzbeutel sich verzweigen, und weil andererseits der *Phrenicus* häufig mit einer Wurzel auch aus dem fünften Cervicalnerven entspringt, der am *Plexus brachialis* und somit an den Hautnerven der oberen Extremitäten Antheil hat. — So werden die pulmonalen und kardialen Fasern des *Nervus pneumogastricus* und daher die Gefühle der Athemnoth, Beklemmung, Ohnmacht, ja der Symptomencomplex der *Angina pectoris* secundär erregt durch Krankheitszustände des Magens, also durch die gastrischen Zustände des *Nervus vagus*.

Aus diesen Thatsachen, dass eine sensible Nervenprimitivröhre von einer anderen zum Schmerze oder einer dem Schmerze verwandten Empfindung erregt werden kann, dass sie trotz ihrer Länge nur zu einer einzigen Ortsempfindung geeignet ist und dass diese Schmerz- und Ortsempfindung immer nur an ihr peripherisches Ende gelegt wird, folgt, dass ein von einem Kranken allein aus unbekannten inneren

Gründen empfundener, also, wie wir nach unserer Begriffserklärung unverfänglich uns ausdrücken, spontaner Schmerz nur in dem Falle den Ort des schmerzerzeugenden Krankheitsheerdes richtig anzeigt, wenn der Krankheitsheerd an dem peripherischen Ende des schmerzenden Nerven selbst gelegen ist, oder mit anderen Worten, wenn der erregende Krankheitsheerd an jener Stelle liegt, an welcher der Kranke den spontanen Schmerz empfindet, — dass er jedoch in allen den Fällen den Kranken täuscht, in welchen der Ort des Krankheitsheerdes längs der Bahn oder an dem centralen Ursprunge des schmerzenden Nerven oder im Bereiche einer anderweitig verlaufenden sensiblen Nervenprimitivröhre gelegen ist.

Aus dem spontanen Schmerze kann daher auf den Ort, den Sitz eines Krankheitsheerdes in keiner Weise geschlossen werden.

Hieraus folgt, dass, wenn ein Körpertheil, z. B. die Hand, spontan schmerzt, also kein anderes Krankheitszeichen, als spontaner Schmerz wahrzunehmen ist, zuerst die Hand selbst, sodann der Arm, der Hals, der Kopf und endlich der Rumpf nach dem Krankheitsheerde, welcher die spontanen Schmerzen verursacht, zu durchforschen ist. — Ist der Krankheitsheerd entdeckt, von dem die Schmerzen ausgehen, ist also die örtliche Ursache der Schmerzen aufgefunden, so ist die Benennung spontan für den Schmerz nicht mehr zutreffend, selbst wenn hie und da die Veranlassung zum Auftreten der von dem entdeckten Krankheitsheerde ausgehenden Schmerzen unbekannt bleibt. — Jeder spontan erscheinende Schmerz stellt daher an uns die Aufforderung, nachzuweisen, wo der Krankheitsheerd liegt, durch welchen er verursacht wird, und da er selbst völlig ausser Stande ist, den Ort dieses Krankheitsheerdes anzugeben, so müssen wir uns zur Auffindung desselben nach anderen Krankheitszeichen umsehen.

Wenn die Untersuchung weder eine abnorme Röthe und Hitze, noch eine sichtbare Anschwellung nachweist, so kann sich der in der Tiefe verborgene Krankheitsheerd noch durch die Palpation, welche einen *Tumor* constatirt, verrathen. — Wenn ein *Tumor* in der Tiefe entdeckt wird, so ist derselbe allerdings ein Krankheitsheerd, ist es aber ein solcher, von dem mit Nothwendigkeit Schmerzen ausgehen müssen?

Jeder Krankheitsheerd, in dessen Bereiche und Nachbarschaft sensible Nervenprimitivröhren verlaufen, vermag allein aus inneren Gründen Schmerzen zu verursachen, jedoch nur dann, wenn er zum Reizungsheerde sensibler Nerven wird, d. h. wenn er mechanisch die geometrischen Verhältnisse der Nervenprimitivröhren ändert oder chemisch Stoffe producirt, welche zu dem Marke derselben Verwandtschaft haben. — Ein Krankheitsheerd, welcher seine diffusen oder bündelförmig gelagerten sensiblen Nervenprimitivröhren weder drückt, noch zerrt, noch chemisch reizt, erregt dieselben zu Schmerzen ebensowenig, als eine sehr grosse Anschwellung der Schilddrüse Athemnoth macht, welche weder unter dem *Manubrium sterni*, noch von den *Musculi sternocleidomastoidei*, *sternothyreoidei*, *sternohyoidei*, noch von der sehnenartig festen *Fascia colli* eines fibrösen Individuums eingeklemmt wird, noch die Luftröhre ringförmig umschliesst, sondern unter fettig degenerirten Muskeln und einer dünnen Aponeurose gegen die Oberfläche des Halses hin frei und widerstandslos sich entwickelt. — Ein Krankheitsheerd kann daher kommen, andauern und vergehen, ohne jemals ein Reizungsheerd für sensible Nerven gewesen zu sein, mit anderen Worten, ohne jemals dem Kranken Schmerzen bereitet zu haben.

Aus der Abwesenheit der Schmerzen darf daher nicht auf die Abwesenheit von Krankheitsheerden, nicht einmal auf die Abwesenheit von mit sensiblen Nervenprimitivröhren ausgestatteten Krankheitsheerden geschlossen werden. — Diesen Satz bestätigt die Erfahrung keineswegs selten, und andererseits lehrt sie, dass jeder mit sensiblen Nervenprimitivröhren ausgestattete n i c h t f l ü c h t i g e Krankheitsheerd — liege er im Körper, wo er wolle, mögen die sensiblen Nervenröhren diffus oder bündelförmig als Nervenstämme und Nervenstämmchen in ihm gelagert sein, — wenn er überhaupt allein aus inneren Gründen Schmerzen erregt hat und erregt, niemals dauernd, sondern nur anfallsweise, also mit Unterbrechungen sie erregt, sei es, dass das Mark der Nerven und des Hirnes nur zeitweise erregbar ist, sei es, dass nur zeitweise Stoffe in solcher Concentration producirt werden, dass sie zum schmerzerzeugenden Erregungsmittel für die sensiblen Nerven werden, sei es, dass nur zeitweise Bewegungen, Stösse, Zerrungen, kurz irgend welche mechanische Impulse von dem Krankheitsheerde oder den ihm benachbarten Apparaten des Kreislaufes, der Athmung, des Darmtractus u. s. w. ausgehen, sei es endlich, dass mehrere der genannten Bedingungen vereint zur Einwirkung kommen müssen, um als Componenten die Resultante des Schmerzes eine Zeit lang zu erzeugen. — Jeder Krankheitsheerd, der während der ganzen Dauer seines Bestehens sensible Nerven erregt und Schmerzen verursacht hat, muss daher nothwendig flüchtig, von nur kurzer Dauer sein.

Aus den spontanen Schmerzen darf daher, weil sie nur unter — in Bezug auf den Krankheitsheerd accidentellen — Bedingungen und somit gar nicht oder nur zeitweilig auftreten, weder auf den Beginn, noch auf die Dauer, noch auf den Grad, noch auf das Ende eines Krankheitsheerdes geschlossen werden; noch weniger ist aus spontanen

Schmerzen ein Schluss auf die Natur und die Ursache eines Krankheitsheerdes gestattet.

Der spontane Schmerz allein lehrt daher den Arzt nicht mehr, als was der Kranke ohnehin schon — durch die unmittelbare Gewalt seines Gefühles — weiss; der spontane Schmerz lehrt nur, dass irgendwo im Körper ein nach Natur, Dauer, Ursache uns durchaus unbekannter Reizungsheerd sensibler Nerven existirt, er lehrt jedoch nicht, an welch' bestimmter Stelle dieser Reizungsheerd gelegen ist, — welches der Reiz ist, welcher den Reizungsheerd verursacht hat, — ob der Reizungsheerd selbst flüchtig ist, wie der Reiz, — oder ob der Reiz von einem die Reizung überdauernden Krankheitsheerde ausgegangen ist.

So dürftig nun auch der spontane Schmerz, so lange er ohne Begleitung anderer Symptome in die Erscheinung tritt, zu verwerthen ist, indem er nur den Schluss gestattet, dass an einer nicht näher zu bestimmenden, also unbekannten Stelle des Körpers ein Reizungsheerd sensibler Nerven existirt, so ist er gleichwohl doch unter gewissen Bedingungen — in der Kategorie der sogenannten Neuralgien — zur Wesenheit erhoben; er ist in den Fällen zur Wesenheit eines *morbus sui generis* erhoben, in welchen erstens plötzliche Schmerzensparoxysmen ohne äussere oder innere Veranlassung wiederholt aufzutreten scheinen, — in welchen zweitens locale Krankheitsheerde, an welche sonst spontane Schmerzen gebunden sind, zu fehlen scheinen, — in welchen drittens die Schmerzensanfälle das Maass des Gewöhnlichen und Begreiflichen weit zu übersteigen scheinen, — in welchen daher wegen scheinbaren Mangels anderer gleichwerthiger Symptome der spontane Schmerz als selbständiges Leiden denen imponirt, welche vor der gewaltigen, scheinbar ausserhalb aller Causalität und Vergleichung stehenden Erscheinung, wie vor einem unlösbaren Räthsel stehen bleiben.

Solche spontane Schmerzensparoxysmen sind jedoch nicht unbegreiflich, weil ihre besondere Erscheinungsform gesetzmässig, nothwendig und mit den übrigen spontanen Schmerzen durchaus vergleichbar ist. — Sie heissen hergebrachtermaassen Neuralgien, weil das eigentlichste anatomische Substrat derselben nicht die Organe mit diffus gelagerten sensiblen Nervenprimitivröhren sind, in welchen also die nicht nervösen Elemente an Masse erheblich gegen die nervösen Gewebstheile überwiegen, sondern weil das eigentlichste anatomische Substrat der neuralgischen Schmerzensparoxysmen die sensiblen Nervenbündel oder Theile der sensiblen Provinzen des Hirnes und Rückenmarkes, also Organe sind, welche weitaus am meisten aus nervösen Elementen bestehen.

Die Neuralgien sind scheinbar spontan, weil die Nervenstämme sich mit Ausnahme des *Opticus*, der hier nicht in Betracht kommt, der Inspection immer und einer sie scharf von den übrigen Geweben unterscheidenden Palpation nur in jenen seltenen Fällen nicht entziehen, wenn sie sehr oberflächlich oder mit pathologisch verdickter Scheide unweit der Haut liegen, oder ein Schwund des *Panniculus adiposus* eingetreten ist. — Die Neuralgien scheinen ferner spontan zu sein, weil eine grosse Reihe Kranker beobachtet wird, welche Jahre lang zahlreichen neuralgischen Paroxysmen unterworfen sind, ohne dass ein dauernder Krankheitsheerd vorliegt und ohne dass andererseits *Syphilis*, *Rheuma*, *Trauma*, Diätfehler, Gemüthsbewegung, Nahrung, Trinkwasser, Trockenheit, Kälte, Hitze, Ermüdung, Miasmen und Contagien bekannter Natur, kurz eine der bekannten Krankheitsursachen als Ursache der Anfälle annehmbar und begreiflich gemacht werden kann. — Das Räthsel dieser räthselhaften Neuralgien erscheint gelöst, wenn es gelingt, eine innere Krankheitsursache aufzufinden und nachzuweisen, welche an dem sensiblen Nervensysteme flüchtige Reizungsheerde, flüchtige Entzündungen setzt, mit welchen die Paroxysmen gleichzeitig kommen und verschwinden, und welche Krankheitsursache andererseits nach den äusseren Bedingungen ihrer Entstehung, nach der Art ihrer Einwirkung auf den lebenden Menschen immer wiederkehrende Anfälle von Entzündungen an den sensiblen Nervenmassen hervorruft. — Aus den flüchtigen anatomischen oder chemischen Wirkungen wird man nach dem Gesetze der Causalität auf einen leichten, flüchtigen Krankheitsreiz schliessen dürfen, und aus den durch völlig freie Zeiten unterbrochenen, sich wiederholenden neuralgischen Paroxysmen wird man vermuthen dürfen entweder, dass der flüchtige Reiz nur zeitweise erzeugt wird und einwirkt, oder dass der menschliche Körper bei continuirlicher Zufuhr und nach Anhäufung des Reizes im Blute stossweise sich entladet, oder dass Beides existirt, die nur temporäre Entwicklung des Reizes und die Eigenthümlichkeit des Körpers, den aufgehäuften Reiz nicht in einem Schlage, sondern in einer Reihe von Explosionen, welche durch Pausen der Ruhe unterbrochen sind, zu überwinden. — Wir werden später sehen, dass die septischen Stoffe fähig sind, wie das *Rheuma* von Aussen, so von Innen, vom Kreislaufe aus flüchtige und dauernde Reizungsheerde am peripherischen und centralen Nervensystem zu etabliren. — Dass die neuralgischen Paroxysmen das Maass des gewöhnlichen Schmerzes übersteigen, ist ebenso richtig, wie es ein von der Physiologie zerstörter Wahn ist, dass die Neuralgien über das Maass des Begreiflichen in der Intensität ihres Schmerzes hinausgehen.

Die sensiblen Nervenstämme lassen, weil sie ein dichtes Lager höchst zahlreicher Primitivröhren bilden, in höchstem Maasse das Missverhältniss zu Tage treten, welches in hohem Grade zwischen Erregungsmittel und Erregung der Nervenröhren besteht, und welches darin seinen Grund hat, dass durch das Erregungsmittel nicht einfach Kräfte auf den Nerven übertragen, sondern gebundene Kräfte frei gemacht werden. Das Missverhältniss zwischen Erregungsmittel und Erregung muss begreiflich ganz besonders zu Tage treten, sobald die von einem Krankheitsheerde ausgehenden Erregungsmittel nicht auf einzelne, zerstreute, in nachgiebiges Gewebe hie und da gebettete sensible Primitivröhren, wie im Parenchyme der übrigen Organe, sondern auf die in den Nervenstämmen bündelförmig zusammengelegten, äusserst zahlreichen, durch eine mehr oder weniger unnachgiebige fibröse Scheide zusammengedrückten sensiblen Primitivröhren zur Einwirkung gelangen. — Denn allüberall gilt ja der Satz, dass ein Krankheitsheerd um so heftigere Schmerzen verursacht, je grösser die Zahl und die Länge der in ihm verlaufenden sensiblen Primitivröhren ist. — Ohne Contact mit jenen frei verlaufenden Nervenstämmen, welche aus den hinteren Spinalwurzeln und den Wurzeln der *Trigemini, Glossopharyngei, Vagi* und *Accessorii* hervorgehen, ohne Contact mit den sensitiven Abtheilungen der nervösen Centralorgane ist daher in den anderen Organen — alles Andere gleichgesetzt — die Ausdehnung eines Krankheitsheerdes für die Grösse der Schmerzen, welche er zu produciren fähig ist, im Verein mit der Unnachgiebigkeit des Gewebes so wesentlich, dass nur ein grosser Krankheitsheerd grosse Schmerzen macht. — Krankheitsheerde, sobald und weil sie auf sensible Nervenstämme und sensible Provinzen der Cerebrospinalaxe mittel- oder unmittelbar wirken, können jedoch die unerträglichsten Schmerzen in langdauernden Anfällen hervorrufen und gleichwohl am Lebenden ihrer Kleinheit wegen — selbst bei oberflächlicher Lage — als solche dem Forscher ganz und gar entgehen, ja sie können selbst an der Leiche räumlich und stofflich, in ihren objectiven Befunden so winzig und geringfügig sein, dass sie bald übersehen, bald unterschätzt werden, bald für unsere heutigen Untersuchungsmittel gar nicht nachweisbar sind. Ja es gleicht der Nerv, wenn nur seine Erregbarkeit pathologisch gesteigert ist, höchst wahrscheinlich dem elektrisch geladenen Conductor, dem magnetisch gewordenen Eisenstabe, indem auch der Nerv die Aenderung seiner Substanz nicht ausschliesslich durch sinnlich wahrnehmbare Eigenschaften, sondern nur durch seine veränderte Function verrathen kann.

Mögen nun jene Krankheitsheerde, welche weder durch Röthe und Geschwulst, noch durch fühl- oder messbare Hitze, sondern nur durch Anfälle excessiver spontaner Schmerzen sich verrathen, schwer, hie und da unmöglich zu erkennen, mögen sie flüchtig oder dauernd, mögen sie selbst bei gelegentlicher Obduction für den pathologischen Anatomen nicht mehr vorhanden, und wenn vorhanden, nicht demonstrirbar sein, sie sind nichts desto weniger in jedem einzelnen Falle einer „Neuralgie" als mechanische oder chemische Erreger des begrenzten Theiles einer sensiblen Nervenmasse vorhanden.

Da die Erkennung des Krankheitsheerdes nach seinem Sitze, seiner Natur und vor Allem nach seiner Ursache hier, wie überall, nur prognostischen und therapeutischen Anhalt zu gewähren vermag, so haben wir die Verpflichtung, bei der Scheindiagnose einer „Neuralgie" nur mit dem Gefühle des Unbefriedigtseins, mit dem Bewusstsein mangelhaften Wissens stehen zu bleiben und uns nicht frei zu sprechen von der Aufgabe, im Allgemeinen das Genus der „Neuralgien" als Nothbehelf, als Pseudogenus nachzuweisen, und in jedem concreten Falle einer „Neuralgie" in weiterer Beobachtung durch neuauftauchende Krankheitszeichen nach der Natur, dem Orte, vor Allem nach der Ursache jenes Krankheitsheerdes zu forschen, von dem die „Neuralgie" nur ein Symptom ist und dessen Eruirung erst die eigentliche Diagnose ausmacht.

Jeder Neuralgie geht es daher wie jedem einzelnen Falle von *Diabetes, Tabes, Icterus,* Epilepsie, *Chorea,* sie sind nur das Symptom eines Krankheitsheerdes, den nach Sitz, Natur und Ursache zu erforschen, eigentlichste Aufgabe des Arztes ist.

Unser Ausspruch: der Kranke leidet an einer Neuralgie, sagt daher entweder, dass ein flüchtiger Reizungsheerd anfallsweise wiederkehrt und an einem Bruchtheile des sensiblen Nervensystemes sich etablirt, oder dass ein unbekannter andauernder Krankheitsheerd irgend wo existirt, welcher ein Stück des sensiblen Nervenapparates zeitweise zu Schmerzensparoxysmen erregt, mag dieses Bruchstück in die Scheide eines Nerven gebettet sein oder dem Gehirne und Rückenmarke angehören.

Wenn also in einem Körpertheile, z. B. in einem Beine, spontane Schmerzen, also auch neuralgische Paroxysmen früher aufgetreten sind, jedoch seit einiger Zeit nicht mehr wahrgenommen werden, so muss man die Untersuchung nach dem erregenden Krankheitsheerde nicht aufgeben, sondern erstens dessen eingedenk sein, dass es Krankheitsheerde giebt, welche nicht allein im Momente der Untersuchung, sondern auch eine mehr oder weniger grosse Zeit hindurch aus inneren

Gründen nicht schmerzen, welche gleichwohl trotz der längeren zeitigen Abwesenheit spontaner Schmerzen in ihrer früheren örtlichen Bedeutung durchaus verharren. — Man muss ferner dessen eingedenk sein, wie Krankheitsheerde so flüchtig und vorübergehend sein können, dass sie mit den spontanen Schmerzen kommen und verschwinden, so dass es in einer Reihe von Fällen zur Nothwendigkeit wird, um den erregenden Krankheitsheerd aufzufinden, zur Zeit der Schmerzensanfälle selbst der Untersuchung sich zu unterziehen. — Man muss endlich dessen eingedenk sein, dass es zwischen den erwähnten Extremen vermittelnde Uebergangsstufen aller Grade giebt, dass also Krankheitsheerde zur Beobachtung kommen, welche den spontanen Schmerzensanfall bald mehr, bald weniger überdauern, ehe sie verschwinden.

Es giebt nun Krankheitsheerde, welche, wie die der Schädelhöhle, als solche absolut unzugänglich und durch keine Untersuchungsmethode zu erreichen sind, — es giebt jedoch auch Krankheitsheerde, welche nicht so tief verborgen sind, um völlig unerreichbar zu sein, deren objectiver Nachweis je nach der Tiefe ihrer Lage bald mehr, bald weniger gelingt.

Welches ist nun dasjenige Zeichen, welches verborgene Krankheitsherde noch entdecken lässt, wenn an den der Palpation zugänglichen Körpertheilen weder abnorme Röthe, noch Hitze, noch Anschwellung zu constatiren ist? Ist es ein durch Palpation hervorgerufener, ist es also ein in Folge eines äusseren mechanischen Impulses vom Kranken an der gedrückten Stelle empfundener Schmerz? Wenn ein Krankheitsheerd durch innere mechanische Impulse zum Reizungsheerde sensibler Nerven werden kann und geworden ist, so wird und muss er auch den äusseren mechanischen Impuls einer methodischen Palpation mit Schmerz beantworten.

Wenn Schmerz an einer gedrückten Stelle empfunden wird, so sind nach dem Gesetze der excentrischen Erscheinung nur diejenigen Nerven überempfindlich, welche in der gedrückten Stelle ihre Endigung finden. — Welches ist nun die Bedeutung einer Körperstelle, in welcher die sich in derselben endigenden Nerven als überempfindlich constatirt worden sind? Ist jene Stelle immer ein Krankheitsheerd, welche nur Schmerz auf Druck zeigt, an welcher nur überempfindliche Nerven nachgewiesen werden können?

Ist der Druckschmerz, die abnorm hohe Empfindlichkeit nicht auch ein durch das Nervenmark vermitteltes excentrisches oder irradiirtes Symptom, verursacht durch einen entfernten Reizungsheerd?

In Bezug auf die Bedeutung des Druckschmerzes sind zwei grosse Gebiete am lebenden Menschen zu unterscheiden, die äussere Haut und die Gesammtheit der unter der Haut liegenden Körpertheile.

Bei Leiden der Nervencentren, z. B. bei Erweichungen des Gehirns, bei Erkrankung der freiverlaufenden sensiblen Nervenstämme, z. B. bei Entzündungen der Scheiden der Trigeminusäste, bei Krankheitsheerden mit diffusen Nervenprimitivröhren, z. B. bei syphilitischer *Periostitis*, treten auf der sonst normalen äusseren Haut umschriebene Stellen im Zustande der Hyperalgesie auf, welche höchst wahrscheinlich deshalb auf molecularer Veränderung des äusserst leicht veränderlichen Nervenmarkes, auf labiler Gleichgewichtslage seiner chemischen und mechanischen Constitution beruhen, weil sie in völliger Abhängigkeit von einem mehr oder weniger entfernten Krankheitsheerde sich befinden, mit welchem sie kommen und verschwinden. In diesen Fällen sind daher die auf Druck empfindlichen und spontan schmerzenden Stellen der äusseren Haut nur der Wiederschein, der Reflex, also nur das Symptom eines mehr oder weniger entfernten Krankheitsheerdes, nicht ein localer Reizungsheerd selbst. Ihre Bedeutung gleicht in diesen Fällen der des spontanen Schmerzes, indem ihr Vorhandensein aussagt, dass irgendwo ein Krankheitsheerd existirt, nicht jedoch, wo, an welcher bestimmten Stelle derselbe gelegen ist. — Diese secundären symptomatischen Hyperalgesien der äusseren Haut kommen bei weitem häufiger vor, als jene, welche — bei völliger Abwesenheit eines tiefer gelegenen Reizungsheerdes — nur aus einem ihrer Stelle entsprechenden örtlichen Reize entstanden sind und daher auf örtlicher Reizung der äusseren Haut oder eines Hautnerven, der in seinem subcutanen Verlaufe mit einer der Entzündung fähigen Scheide versehen ist, beruhen müssen, selbst wenn Röthe, Temperatursteigerung, Geschwulst durch unsere jetzigen Untersuchungsmittel nicht zu constatiren sind.

Die Hyperalgesien der äusseren Haut sind relativ selten und da sie der Regel nach nicht Stellen örtlicher Reizung, sondern nur Symptome eines anderweitigen Krankheitsheerdes sind, so ist ihre Bedeutung am Krankenbette daher nur eine geringe. Und sie wird eine unvergleichlich geringere sein, als die der unter der Haut gelegenen Hyperalgesien, wenn unsere Untersuchung herausstellen sollte, dass bei den letzteren das umgekehrte Verhältniss waltet, und die subcutanen Druckschmerzstellen der Regel nach locale Reizungsheerde und nur ausnahmsweise einfache Symptome sind.

Was ist unter subcutanen Druckschmerzstellen zu verstehen, unter welchen Bedingungen sind wir berechtigt, subcutane Hyperalgesien anzunehmen?

Durch mässigen, auf die unter der normalen Haut liegenden Gewebe sich fortpflanzenden Fingerdruck werden an Menschen, welche keineswegs überempfindlich sind und im Momente der Untersuchung sich durchaus wohl befinden können, mehr oder weniger begrenzte Stellen überaus häufig aufgefunden, welche der sorgfältigsten Inspection und Palpation des Untersuchers keine andere Besonderheit, kein anderes auffälliges Zeichen darbieten, als eine Schmerzhaftigkeit, welche mit dem Fingerdrucke beginnt, in geradem Verhältnisse zum zunehmenden Drucke sich steigert und mit dem Aufhören desselben verschwindet. Diesen subcutanen Hyperalgesien hat Valleix — wenn auch nur an beschränkten Oertlichkeiten — zuerst seine Aufmerksamkeit zugewandt, er nannte sie *Points douloureux,* eine Benennung, welche nicht allein auf die subcutanen Druckschmerzstellen der Nerven, sondern auch auf die aller Gewebe ihrer Kürze wegen passend anzuwenden ist.

Diese Stellen sind subcutan, weil die überliegende in eine Falte erhobene Haut nicht einmal empfindlich ist, sie sind subcutan, weil sie nur durch einen Druck zu entdecken sind, welcher sich auf die unter der Haut liegenden Gewebe fortpflanzt.

Diese Druckschmerzstellen sind pathologisch, weil die entsprechenden Stellen der anderen Körperseite desselben Individuums, weil dieselben Stellen derselben Körperseite an anderen Individuen, wenn keine Complication vorliegt, auf gleichen Druck nicht schmerzhaft sind.

Sind diese Druckschmerzstellen gleichgiltig, weil sie stets latent bleiben und durch nichts das Gesundheitsgefühl stören? — Sind sie mindestens untergeordneten Werthes, weil sie der Wiederschein, der Reflex, also das Symptom eines mehr oder weniger entfernten Reizungsheerdes sind, mit dessen Intensität sie steigen und fallen, mit dessen Auftreten sie kommen, mit dessen Aufhören sie verschwinden? — Oder sind sie substantielle locale Krankheitsheerde, welche, durch einen örtlichen Reiz verursacht und auf Reizung der Gewebe daher beruhend, nicht allein eine Periode der Latenz für das Gesundheitsgefühl des Kranken haben, sondern auch eine solche, in welcher sie für den Kranken manifest, also der selbständige Ausgangspunkt von Wirkungen, von Symptomen werden, die das subjective Wohlbefinden entschieden stören?

Die Beantwortung dieser Frage ist deshalb am Krankenbette von fundamentaler Bedeutung, weil die subcutanen Druckschmerzstellen, sobald sie selbständige Krankheitsheerde mit selbständigen Symptomen sind, eine directe, unmittelbare Behandlung verlangen, die ihre dauernde Beseitigung bezweckt, während diese *Points douloureux* therapeutisch vernachlässigt werden können, sobald sie Abbilder, Symptome eines anderweitigen Reizungsheerdes sind.

Bevor wir feststellen, welchen Werth es hat, wenn der Arzt einen im physiologischen Zustande nicht schmerzhaften subcutanen Körpertheil — bei Abwesenheit jedes anderen örtlichen und allgemeinen Symptomes — als schmerzhaft geworden constatirt, ist zu berücksichtigen, welche Bedeutung überhaupt dem Druckschmerze beigelegt wird, wenn er von anderen örtlichen Krankheitszeichen objectiver Art begleitet wird.

Wenn eine Kugel, eine Nadel in einen dem tastenden Finger zugänglichen subcutanen Körpertheil eingedrungen ist, und ihr Sitz sich durch kein Zeichen entschieden verräth, so palpiren wir das betreffende Glied und suchen dort den grobmechanischen Reiz, den fremden Körper, wo wir eine auf Druck schmerzhafte Stelle finden, weil wir schliessen, dass dort, wo das reizende Agens gelegen ist, auch eine Reizung der Gewebe sich befindet, und dass die Reizung sich wiederum dort befindet, wo eine auf Druck schmerzhafte Stelle unter der äusseren Haut sich constatiren lässt.

Ein äusserer Entzündungsheerd, der nicht, wie die Linse, der Glaskörper, der Knorpel, frei von sensiblen Nerven ist, ist uns am Krankenbette nur in soweit im Zustande unzweifelhafter Irritation, als er auf mässigen Druck schmerzhaft ist, und an jene Stelle verlegen wir das Centrum, den Höhepunkt der Entzündung, wo auf gleichen Druck der grösste Schmerz hervorgerufen wird, indem wir uns gestehen, dass die Röthe ein Phänomen des collateralen Kreislaufes, die Geschwulst durch Stauung entstanden oder das Product eines abgelaufenen Processes sein kann.

Wenn auf der blennorrhoischen Bindehaut des Auges eine diphtheritische Insel steht, so ist letztere nicht so roth, wie die erstere, jedoch schon auf eine Berührung schmerzend, gegen welche die erstere trotz intensiver Röthe und Schwellung unempfindlich ist. — Wir schliessen aus der höheren Temperatur und aus diesem abweichenden Verhalten gegen äusseren Druck, dass die *Diphtheritis* eine bei weitem intensivere Form der Entzündung, der Gewebsreizung ist, wie die blennorrhoische.

Das *Acromion* hat ein so überaus dickes Periost, dass dasselbe durch das fracturirte Ende selten zerreisst und daher bei einem Bruche durch seine Integrität Crepitation und einen fühlbaren Vorsprung verhindert. Die knöcherne Spitze des *Acromion*, welche, wie alle Apophysen, bis zum zweiundzwanzigsten Lebensjahre einen durch eine Knorpelscheibe getrennten Aufsatz bildet, tritt über dieses Lebensjahr hinaus, wenn durch Tragen schwerer Lasten die knöcherne Verbindung vielleicht verhindert ist, hie und da dauernd durch ein Gelenk in bewegliche Verbindung mit dem hinteren Theile des *Acromion*. Wenn nun in einem Falle ein sogenannter accidenteller Acromial-Knochen besteht, so wird dieser deshalb mit einer frischen Fractur nicht verwechselt, weil die völlige Abwesenheit des Druckschmerzes in Anschlag gebracht wird.

Wenn der Druck des Kehlkopfs gegen die Wirbelsäule sehr empfindlich ist, so vermuthen wir eine Erkrankung der *Cartilagines arytaenoidei*, schliessen jedoch mit Gewissheit, dass ein örtlicher Reizungsheerd in der Richtung des Druckes liegt. — Wenn unter der normalen Haut homologe oder heterologe Tumoren auf Druck schmerzhaft sind, so sind sie mindestens zum Theil im Zustande der Reizung, wenn auch schon Verfettung, Verhornung, Verglasung, Verkäsung, Verschleimung, Verleimung, geschichtetes Amyloid, Melanose, Verkalkung, kurz eine regressive Metamorphose in der Substanz derselben Platz gegriffen hat.

Wenn am durchaus normal sehenden und der Inspection normal erscheinenden *Bulbus* jenseits des Ciliarrandes der *Cornea* eine auf Druck sehr schmerzhafte Stelle sich befindet, so nehmen wir mit Zuverlässigkeit einen begrenzten partiellen Reizungsheerd des *Corpus ciliare* an.

Wenn bei einer chronischen *Pleuritis* das Exsudat nach keiner Richtung hin mehr zunimmt und es sich darum handelt, festzustellen, ob trotz Aufhörens des Fiebers, des fallenden Exsudates und der trockenen Hustenstösse der entzündliche Process noch fortbesteht, so palpiren wir die Zwischenrippenräume in einer Stärke, dass wir Grund haben, anzunehmen, der Druck pflanze sich bis zum Brustfelle fort; erregen wir durch unseren Druck keinen Schmerz und keinen Husten, so halten wir die Entzündung der *Pleura* an den gedrückten Stellen wenigstens und im Verein mit den obengenannten Bedingungen auch im Allgemeinen für erloschen, im entgegengesetzten Falle schliessen wir, dass die *Pleuritis* mindestens an den Stellen noch fortbesteht, an welchen durch Druck Schmerz oder ein kurzer Hustenstoss hervorgerufen wurde.

Wenn es sich um die Frage handelt, ob die im Pericardialsacke vorhandene Flüssigkeit einer *Pericarditis* oder einem *Hydropericardium* angehört, so beweisen ausser dem Fieber, dem Reibungsgeräusch noch der Druckschmerz das Vorhandensein der Entzündung des Herzbeutels.

Bei den an chronischer käsiger Pneumonie der Lungenspitzen Erkrankten finden wir an denjenigen Stellen *Pleura costalis* und *pulmonalis* durch *Pleuritis sicca* verwachsen oder mindestens die eine oder die andere sehnig verdickt, an welchen im Leben auf Druck schmerzhafte Intercostalräume vorhanden waren.

Wenn unterhalb der Spitze des Schwertfortsatzes oberflächlicher Druck in der *Regio epigastrica sensu strictiori* Schmerz erzeugt, so wird allgemein angenommen, dass entweder die Bauchwand oder das *Peritonaeum*, oder der linke Leberlappen in einem Reizungszustande befindlich ist.

Wenn in der *Regio pylorica* ein auf Druck sehr schmerzhafter *Tumor* aufgefunden wird, so schliessen wir auf einen Reizungsheerd sensibler Nerven und mit hoher Wahrscheinlichkeit auf ein Carcinom, weil es als örtlich fortschreitender Process der Gewebe die sensiblen Nerven bis zu ihrer Zerstörung angreift. — Das Vorhandensein einer Narbe oder einer hypertrophischen Magenwand, welche in derselben Region einen *Tumor* bilden, nehmen wir nicht als wahrscheinlich an, weil die Narbe der stabil gewordene, abgelaufene Zustand eines *Ulcus*, die hypertrophische Wandung das Product eines *Catarrhus chronicus ventriculi* ist, weil also beide Zustände nur Folgen eines Reizungsheerdes, nicht in Bezug auf die Gewebe Reizungsheerde selbst sind. Beide Zustände erregen daher nur spontan und auf Druck Schmerz, wenn sie sensible Nerven mechanisch angreifen, und das geschieht erfahrungsgemäss selten.

Wenn Leute, die an *Obstructio alvi* leiden und daher ihrem Unterleibe, seinen Beschwerden und Entleerungen eine tägliche Aufmerksamkeit unwillkürlich zuwenden, in den Hypochondrien so häufig Druckschmerzstellen zeigen, so beruhen diese niemals auf hypochondrischer Einbildung, sondern sie werden, wenn die Abwesenheit des tiefen und lauten Schalles abnorme Spannung der Därme durch Gase ausschliesst, durch VIRCHOW's partielle hypochondrische *Peritonitis* oft verursacht, die durch den Reiz sich stauender Fäcalmassen meist hervorgerufen wird.

In gleicher Weise schliessen wir bei der diffusen *Peritonitis*, — ist auch der ganze Leib meteoristisch aufgetrieben und Sitz der heftigsten Schmerzen, so nehmen wir in den der Palpation zugänglichen Theilen der Vorderwand der Bauchhöhle nur in soweit das Bauchfell als entzündet an, als die Bauchwand bei selbst oberflächlichem Drucke schmerzhaft sich erweist.

Wir schliessen also in den vorhergenannten Fällen auf locale Reizung jeder auf Druck schmerzhaften, unter der Haut gelegenen und im physiologischen Zustande nicht empfindlichen Stelle, sei es, dass die acute Ernährungsstörung der Gewebe noch besteht, sei es, dass sie früher bestanden und ein Product zurückgelassen hat, welches einen sensiblen Nerven aus mechanischen Gründen reizt. — Wir machen diesen Schluss, weil entweder der Reiz sich nachweisen lässt, welcher eingewirkt hat, oder weil andere unzweifelhafte Zeichen der bestehenden oder früheren Gewebsreizung gleichzeitig zu constatiren sind, oder weil nachträglich Obductionen in ähnlichen Fällen unsere Schlüsse gerechtfertigt haben.

Welche Bedeutung hat es nun, wenn irgendwo am Körper — sei es oberflächlich unter der Haut, sei es in der Tiefe — Stellen aufgefunden werden, welche kein anderes Krankheitszeichen, sondern nur einzig und allein die eine Abnormität bieten, dass sie auf mässigen Druck mit der *Pulpa* des Fingers schmerzhaft sind, und in Bezug auf welche andererseits ein örtlicher, früher zur Einwirkung gekommener Reiz nicht nachzuweisen gelingt?

Es giebt nun drei Arten subcutaner Druckschmerzstellen, welche zu unterscheiden sind. — Zwischen diesen drei Arten kommen Uebergänge vor, weil sie oft Stadien eines und desselben Krankheitsprocesses sind. Diese drei Arten werden daher lediglich als solche hier unterschieden, um zu einer Einsicht über die Bedeutung der subcutanen Druckschmerzstellen im engeren und eigentlichen Sinne zu gelangen.

Zu der ersten Art der subcutanen Druckschmerzstellen gehören Krankheitsheerde, welche durch die Tiefe ihrer Lage den wirklich vorhandenen *Tumor* niemals erkennen lassen, wenn er nicht gewisse Grenzen übersteigt, und daher für den untersuchenden Arzt gewissermaassen im Stadium des *Point douloureux* nur ihrer Lage wegen verharren. — Diese Krankheitsheerde liegen von der äusseren Haut zu entfernt, sind durch zu viele andere Gewebsschichten von ihr getrennt, um sie den subcutanen Druckschmerzstellen im eigentlichen Sinne zuweisen zu dürfen.

Das an der hinteren Bauchwand anliegende, vor der unteren Hohlader und *Aorta* zwischen dem Ursprunge der *Arteria coeliaca* und *mesenterica superior* vorbeigehende *Pancreas* kann z. B. in seinen Seitentheilen, mit denen es rechts an den Lendentheil des Zwerchfelles, links an diesen und an Milz und Niere stösst, deshalb nicht durch den Druck erreicht werden, weil der überliegende starre Rippenbogen sich nicht so weit eindrücken lässt, dass der Druck sich auf die Seitentheile des *Pancreas* fortzupflanzen fähig wäre. In der Mittellinie des Bauches jedoch — im Niveau des ersten Lendenwirbels — ist das *Pancreas* hinter dem der Bauchwand unmittelbar und frei anliegenden

Theile des Körpers des Magens gelegen und wird nur durch den Netzbeutel an der directen Berührung mit der Rückenwand des Magens gehindert. In dieser Region ist das *Pancreas* bei leerem Magen, mässigem *Panniculus adiposus* der Bauchwand für die Palpation zugänglich und zwar um so mehr, wenn es durch irgend eine abnorme Einlagerung in seiner Consistenz und in seinem Volumen zugenommen hat. — In einem Falle meiner Beobachtung liess sich nach zweijährigem Leiden durch den erheblichen *Panniculus adiposus* hindurch kein *Tumor* am Lebenden erkennen, das *Pancreas* als solches nicht discret durchfühlen, jedoch wurde mehrere Monate vor dem Tode stets ein dumpfer Schmerz erzeugt, wenn in der Richtung des *Pancreas* ein Druck ausgeübt wurde. Der am Lebenden gemachte einzig mögliche Schluss, dass in derRichtung des Druckschmerzes ein Krankheitsheerd gelegen sei, steigerte sich zu an Gewissheit grenzender Wahrscheinlichkeit, als mehrere Wochen vor dem Tode nicht allein unweit der Einmündungsstelle des *Ductus thoracicus,* sondern auch unter der Haut des Rumpfes und der Gliedmaassen haselnussgrosse Tumoren auftraten. Der Schluss wurde gerechtfertigt, als durch die Obduction primärer *Scirrhus* des *Pancreas* und secundär die Lymphdrüsen und viele andere Organe von Carcinose ergriffen nachgewiesen wurden.

Ebenso werden z. B. ein *Tumor* der kleinen Curvatur des Magens, ein *Aneurysma* der *Arteria coeliaca,* der den *Tripus Halleri* darstellenden Anfänge der *Arteria hepatica, lienalis, gastroepiploica sinistra,* der *Aorta,* ein Krankheitsheerd des *Omentum minus,* des Netzbeutels, des *Plexus coeliacus,* so lange sie vom linken Leberlappen in der *Regio epigastrica* bedeckt sind, nur durch Schmerz auf tiefen Druck sich verrathen können; während andererseits ein Carcinom der *Cardia* nicht einmal durch den Druckschmerz sich vermuthen lässt, weil die *Cardia* nicht allein unter dem linken Leberlappen, sondern auch unter dem starren Rippenbogen hinter dem 5. Rippenknorpel gelegen ist.

Es giebt zweitens weniger tief gelegene Krankheitsheerde, welche in ihren früheren Stadien kein anderes Symptom objectiv, als den Schmerz auf Druck darbieten, jedoch bei fortschreitender Beobachtung dieses Anfangsstadium verlassen und durch die Symptome des *Tumor, Calor, Rubor* bald als malignes *Neoplasma,* bald als unzweifelhafte Entzündungsheerde sich verrathen. — Ehe z. B. die subacut gereizten *Bursae mucosae* zu Hygromen, die *Vaginae synoviales* und ihre Ausstülpungen zu Ganglien, ihre *Villi synoviales* degenerirt und abgelöst werden, bilden die Schleimbeutel und die Schleimscheiden eine Zeitlang *Points douloureux.* — Der Schleimbeutel zwischen dem tendinösen Insertionsschenkel des *Musculus biceps* und der *Tuberositas radii* ist in einem Falle, wie Luschka berichtet, wallnussgross und so dickwandig befunden worden, dass er im Leben für eine Exostose gehalten worden ist. Ehe die Ernährungsstörung dieses Stadium erreichte, ist sie sicher längere Zeit unter dem Bilde einer subcutanen Druckschmerzstelle erschienen.

Diese Krankheitsheerde des Rumpfes und der Extremitäten nun, welche entweder durch zu tiefe Lage oder durch ihre erst beginnende Entwicklung als *Points douloureux* erscheinen, bilden Druckschmerzstellen im weiteren Sinne, sie beweisen allerdings die Palpation als eine diagnostische Nothwendigkeit, um latente Reizungsheerde in frühen Stadien aufzufinden; sie sollen uns jedoch hier nicht beschäftigen. — Es handelt sich um die Druckschmerzstellen im engeren, eigentlichen Sinne, um solche der äusseren Haut sehr nahe liegende Körperstellen, welche trotz oberflächlicher, leicht zugänglicher Lage als *Points douloureux* sich darstellen; es handelt sich um solche, die trotz mehr oder weniger dauernden Bestandes *Points douloureux* bleiben, welche also weder durch zu tiefe Lage, noch durch ihre erst beginnende Entwicklung als einfache Druckschmerzstellen erscheinen, und die endlich einen *Tumor*, eine erhöhte Röthe und Temperatur nicht erkennen lassen, entweder weil diese Symptome überhaupt nicht vorhanden, oder weil sie so geringfügig sind, dass sie durch die überliegende Haut am Lebenden nicht zu constatiren sind. — Solche Körperstellen lassen sich nun an der Gesammtheit der der Haut zunächst anliegenden Gewebe, in grosser räumlicher Ausdehnung an den Muskeln, in weniger grosser Ausdehnung am Periost, an den Gelenkkapseln, Sehnenscheiden, an den serösen Häuten, in geringer Ausdehnung an den Schleimbeuteln, Fascien und Nerven nachweisen, und zwar an den Nerven meist in so geringer Ausdehnung, dass Valleix nicht Anstand nahm, diese Schmerzensflächen *Points douloureux* zu nennen.

Je nach der Häufigkeit ihres Vorkommens werden sie am Kopfe, an den Gliedmaassen, am Rumpfe, am Halse beobachtet.

Die anatomische Bedeutung dieser an der Gesammtheit der vorhergenannten subcutanen Gewebe vorkommenden Druckschmerzstellen kann und muss gemeinschaftlich festgestellt werden: erstens, weil sie positiv und negativ das gleiche symptomatische Bild bieten, indem sie — abgesehen von ihrer Empfindlichkeit — normal erscheinen; zweitens, weil sie sehr oft nachweisbar, wie wir später sehen werden, durch einen örtlichen Reiz verursacht werden, und drittens, weil sie durchaus gleichartige Wirkungen am lebenden Körper hervorbringen, nämlich Anfälle spontaner Schmerzen, welche über ihre anatomischen Grenzen weit hinaus sich erstrecken.

Durch diese Anfälle spontaner, weit über ihre eigenen anatomischen Grenzen sich verbreitender Schmerzen erhalten die subcutanen Druckschmerzstellen für uns ihre pathologische Bedeutung, weil der Kranke das gebieterische Verlangen stellt, von seinen Schmerzensanfällen befreit zu werden.

Auf welchem anatomischen Vorgange beruhen, durch welche anatomische Veränderung entstehen diese der Haut zunächstliegenden, mit einem gewissen Beharrungsvermögen ausgestatteten Druckschmerzstellen?

Diese Frage zu beantworten ist eigentlichste Sache des Arztes, weil die subcutanen Druckschmerzstellen in unserem Sinne zu den theils flüchtigen, theils leichteren Phänomen des kranken Lebens gehören, oft das früheste Stadium eines Krankheitsheerdes sind, niemals zum Tode führen und daher bis jetzt kein besonderes Object der pathologischen Anatomie meines Wissens gebildet haben.

*A priori* wäre es recht wohl möglich, dass durch einen erheblichen Krankheitsheerd der Tiefe an entfernt gelegenen subcutanen Muskeln, an Gelenkkapseln, Nerven oder Knochenhäuten ohne örtliche Reizung der genannten Gewebe einzig und allein durch gesteigerte Erregbarkeit des Nervenmarks *Points douloureux* hervorgerufen würden. Allein es kommt nicht darauf an, was möglich, sondern was wirklich ist. Da die pathologische Anatomie der *Points douloureux* durch Augenschein aufzuklären am Lebenden uns versagt ist, so ist der Beweis, dass die *Points douloureux* locale Reizungsheerde sind, erst dann geliefert, wenn es gelingt, den Reiz nachzuweisen, der auf ihren Sitz früher eingewirkt hat, und wenn es nachzuweisen ist, dass sie der selbständige Ausgangspunkt von Symptomen sind.

Wenn Zugluft oder irgend eine andere Form der rheumatischen Schädlichkeit nur eine Kopfseite eines durch Anstrengung schwitzenden und ermüdeten Menschen getroffen hat und daher nur ein Auge entzündet, roth und heiss, geschwellt, spontan und auf Druck schmerzhaft wurde, so entstehen oft, wenn auch nicht immer, mit der Entzündung des Auges gleichzeitig, also durch ein und denselben rheumatischen Reiz in den Umgebungen des erkrankten Auges Druckschmerzstellen, und zwar am Periost, vor Allem an den Nerven der Umgebung der Augenhöhle. — Würden diese *Points douloureux* einfache Symptome der manifesten Augenentzündung sein, so würden sie nach beseitigter Augenentzündung verschwinden; allein sie überdauern dieselbe nicht allein in mehr oder weniger hohem Grade, sie sind auch der selbständige Ausgangspunkt besonderer Symptome, indem durch sie Anfälle reissender Schmerzen spontan und häufig sofort durch den palpirenden Finger verursacht werden. Diese Druckschmerzstellen sind also selbständige Krankheitsheerde, und sie sind um so mehr als selbständige zu beurtheilen, als sie häufig nur durch eine direct gegen sie gerichtete Behandlung zum Verschwinden gebracht werden können, und andererseits allein, ohne eine rheumatische Ophthalmie acut entstehen. Sind sie verschwunden, so ist auch der Kranke von den bisherigen spontanen Anfällen reissender Schmerzen befreit.

Im Verlauf jener meist serösen *Polyarthritis*, welche statt *Rheumatismus articulorum acutus* und *chronicus*, richtiger *Polyarthritis septica fugax* zu nennen ist, weil sie als die Folge einer durch die eingeathmete Luft des Aufenthaltsortes bedingten primären Blutsepsis nachzuweisen ist, werden sehr oft einzelne Gelenke roth, heissgeschwollen, auf Druck und bei Bewegung äusserst schmerzhaft, während gleichzeitig an anderen Gelenken, am Periost, an Muskeln und Nerven sich Stellen finden, welche kein anderes objectives Zeichen bieten, als den Druckschmerz. Wir finden es annehmbar, anzunehmen, dass derselbe septische Reiz, welcher aus dem Blute in einzelne Gelenke sich entladen und dieselben roth, heiss und geschwollen gemacht hat, an anderen Körperstellen durch seine geringere Quantität eine nach Intensität und Ausdehnung so mässige Reizung hervorgebracht hat, dass Reizungsheerde nur unter dem Bilde der *Points douloureux* zu constatiren sind. Wir sind jedoch nachträglich gezwungen, diese Annahme zu machen, weil die Stellen an Muskeln, Gelenken, serösen Häuten, welche anfangs als *Points douloureux* erschienen, später durch *Calor, Rubor* und *Tumor* als Entzündungsheerde sich oft documentiren. — Von den *Points douloureux* gehen Anfälle spontaner Schmerzen aus, welche aufhören, wenn die Druckschmerzstellen nicht mehr vorhanden sind.

Ein junger, kerngesunder Mann hatte mit entblössten Armen bis zu starkem Schweissausbruch und bis zu äusserster Ermüdung gerudert. Tags darauf traten die heftigsten reissenden Schmerzen in beiden Vorderarmen auf, so dass er arbeitsunfähig wurde. — Die Untersuchung ergab nichts als starke *Points douloureux* von Thalergrösse am oberen Theile der inneren Fläche beider Vorderarme. Der Beweis, dass die *Points douloureux* auf Entzündung, auf acuter Reizung der Muskeln beruhten, lag nun erstens darin, dass ein zweifelloser rheumatischer Reiz, von welchem die Haut der Vorderarme direct und unmittelbar betroffen war, vorausgegangen war, er lag zweitens darin, dass die Muskeln ohne Schmerzen nicht bewegt werden konnten, und drittens darin, dass die normal nur linsengrossen *Glandulae cubitales superficiales* — zwei bis drei Querfinger über dem *Condylus humeri internus*, nahe der *Vena basilica* gelegen — an beiden Vorderarmen sehr schmerzhaft und geschwollen waren. Die am Ende der *Arteria brachialis* liegenden *Glandulae cubitales profundae* waren nicht geschwollen. — Da in diesem speciellen Falle die vier Krankheitsreize, welche sonst die *Glandulae cubitales superficiales* schmerzhaft und anschwellen machen, also die constitutionelle *Syphilis,* die einfache *Sepsis,* die *Carcinosis* und eine Verletzung der drei inneren Finger und des diesen Fingern entsprechenden Vorderarmgebietes ausgeschlossen werden mussten, so waren die genannten Drüsen hier lediglich durch chemisch-scharfe Stoffe gereizt, welche nur ein entzündeter Muskel zu produciren fähig ist. — *Collodium cantharidatum* beseitigte rasch mit den Stellen des Druckschmerzes den spontanen Schmerz, so dass dieser als ein Symptom der *Points douloureux* sich herausstellte.

Am Kopfe, am Beine u. s. w. eines bisher kerngesunden Menschen treten Anfälle reissender Schmerzen auf. Die Untersuchung findet nichts, als an den Zweigen des *Trigeminus*, am *Ischiadicus* u. s. w. *Points douloureux.* Ein tieferer Krankheitsheerd lässt sich nicht nachweisen, so oft auch die Untersuchung auf diesen mit allen Hilfsmitteln sich richtet. Beseitigt man nun die Druckschmerzstellen, deren Beseitigung in einem Falle durch eine antiphlogistische, in einer Reihe anderer Fälle nur durch die antiseptische Cur gelingt, so sind auch die Anfälle reissender Schmerzen verschwunden.

Durch die vorhergehenden concreten Fälle wird es bewiesen, dass ein äusserer und ein innerer Reiz fähig ist, an den Muskeln, Knochenhäuten, Gelenken, Nerven u. s. w. *Points douloureux* zu erzeugen, welche also auf Reizung der Gewebe beruhen, Anfälle spontaner Schmerzen machen, und daher selbständige, locale Krankheitsheerde bilden. — Was jedoch von der rheumatischen Schädlichkeit des ersten und dritten Falles und von der eine Intoxication herbeiführenden schlechten Luft des zweiten Beispieles gilt, kann von jedem anderen Reize, wirke er von innen oder von aussen, behauptet werden.

Jeder Reiz, der sensible Nerven zu erregen und in gehöriger Intensität eine Reizung der Gewebe hervorzurufen vermag, bewirkt nur eine auf Druck schmerzhafte Stelle, wenn er abgeschwächt, in geringer Intensität zur Einwirkung gelangt. Unsere Kranken jedoch wissen von ihrer Druckschmerzstelle meist gar nichts, sie klagen nur über Anfälle von Schmerzen, welche eine mehr oder weniger grosse Körperregion einnehmen. Jeder Reizungsheerd jedoch, welcher durch seine sensiblen Nerven spontane Schmerzen dem Kranken zu bereiten vermag und bereitet, mag er ein Entzündungsheerd, oder ein Product desselben, oder ein malignes *Neoplasma* sein, ist auch auf Druck schmerzhaft, wenn er der Palpation zugänglich ist.

Es ist daher eine Consequenz des vorstehenden Satzes und eine Thatsache, dass, wenn irgend eine von aussen oder von innen wirkende Krankheitsursache einen bestimmten Körpertheil, z. B. den Arm, derartig direct und unmittelbar trifft, dass spontane Schmerzen in demselben auftreten, stets Stellen innerhalb desselben vorhanden sind, welche auf Druck sich schmerzhaft erweisen. Ob nun diese mit Druckschmerz ausgestatteten Stellen am Kranken nachgewiesen werden können, richtet sich lediglich danach, ob der Fingerdruck bis zu allen Theilen des spontan schmerzhaft gewordenen Körpertheiles sich fortzupflanzen im Stande ist. — Es ist eine weitere Consequenz des vorangestellten Satzes und eine nicht minder durch Erfahrung gewonnene Thatsache, dass nur dann mit Sicherheit aus dem betroffenen Körpertheile der spontane Schmerz verschwindet, wenn diese auf Druck schmerzhaft gewordenen, dem Kranken meist unbekannten Stellen ohne ärztliches Zuthun verschwinden oder durch ärztlichen Eingriff beseitigt werden.

In einer anderen Reihe von Fällen erregt die Druckschmerzstelle an ihrem Sitze keine Anfälle spontaner Schmerzen, gleichwohl erregt sie bald irradiirte oder excentrische Schmerzen, bald überträgt sich die Erregung ihrer sensiblen Nerven auf motorische Fasern, und unwillkürliche Muskelbewegungen treten auf, welche mit der auf Druck schmerzhaften subcutanen Stelle kommen und verschwinden.

Diese Druckschmerzstellen erweisen sich daher als das Dauernde und Wesentliche, von denen nahe und entfernte Schmerzen und Bewegungen unter temporären Bedingungen ausgehen.

Es fragt sich jedoch, ob nicht excentrisch oder durch Irradiation, also von einem entfernten Reizungsheerde aus, subcutane Druckschmerzstellen dadurch entstehen, dass begrenzte Stellen an Muskeln, Knochenhäuten, Gelenkkapseln, Nervenstämmen durch Gewebsreizung überempfindlich geworden sind und dass somit an den genannten Organen formative Vorgänge verursacht werden. — Will ja doch Erb sogar nach Nervendurchschneidung neben hochgradiger Atrophie in dem Interstitialgewebe der Muskeln erhebliche Zellenanhäufung und Umbildung in derbes, welliges Bindegewebe beobachtet haben.

Obige Frage muss auf das Entschiedenste verneint werden. In den überhaupt seltenen Fällen, in welchen von einem Reizungsheerde aus excentrisch oder durch Irradiation unter der äusseren Haut gelegene, durch Druck zu constatirende Hyperalgesien entstehen, beruhen sie nicht auf formativer Reizung, sondern auf abnorm gesteigerter Erregbarkeit des Markes der Nerven, weil sie mit dem primären Heerde kommen und verschwinden. Wenn in Folge der gereizten Nasenäste des *Trigeminus* Röthung der *Conjunctiva* entsteht, so beruht diese letztere nicht auf Gewebsreizung, nicht auf Irritation, sondern auf Erschlaffung der Gefässmusculatur durch Lähmung der vasomotorischen oder durch Reizung der inhibitorischen Nerven, welche die Thätigkeit der vasomotorischen Nerven hemmen. — Die Circulationsstörungen, welche durch Nervenreizung eintreten, prädisponiren wohl zu Entzündungen, sind jedoch nicht selbst Entzündungen.

Das Nervenprincip bewegt sich in der ponderablen Nervenmaterie mit sehr mässiger Geschwindigkeit. Sein Stoss ist daher derber, wie der einer Aetherwelle, jedoch immer noch imponderabel und daher, wenn auch Raum einnehmend, nicht so grobmateriell, dass mittelst seiner stärksten Stösse ein centraler Reizungsheerd in centrifugaler Richtung oder ein peripherischer Reizungsheerd in centripetaler Richtung irgendwo einen secundären Reizungsheerd der Gewebe hervorzurufen vermöchte.

Die Beobachtung am Krankenbette lehrt, dass in der unendlichen Mehrzahl der Fälle durch Irradiation oder excentrisch überhaupt keine subcutanen Druckschmerzstellen, keine unter der Haut gelegenen, localen Hyperalgesien entstehen; ihr Vorkommen ist so selten, dass sie Ausnahmen von der Regel bilden.

Es ist die Regel, dass, wenn durch einen Reizungsheerd im Hirn, Rückenmark, in den Höhlen des Körpers Arme und Beine von den heftigsten Schmerzensanfällen wiederholt getroffen werden, die subcutanen, sensibeln Nervenstämme der Arme und Beine auf Druck nicht schmerzhaft sich erweisen, wenn nicht eine *Neuritis descendens* oder eine andere auf örtlicher Entzündung beruhende Complication vorliegt.

Es ist ferner die Regel, dass ein Reizungsheerd an der peripherischen Endausbreitung eines sensiblen Nervenstammes, welcher in der Bahn dieses Nerven scheinbar in der Richtung zum Centrum die heftigsten Schmerzen wiederholt und lange verursacht, an dem betreffenden Nervenstamme längs seines Verlaufes zu den Centralorganen keine *Points douloureux* etablirt, wenn nicht eine *Neuritis ascendens* oder eine andere entzündliche Complication eingetreten ist. Die gesteigerte Erregbarkeit des Markes sensibler Nervenstämme greift daher der Regel nach nicht über die Grenzen des localen Reizungsheerdes hinaus, mag dieser central oder peripherisch gelegen sein.

Es ist endlich die Regel, dass ein Reizungsheerd einen mehr oder weniger entfernten subcutanen Körpertheil durch Mitempfindung spontan schmerzen, jedoch nicht auf Druck schmerzhaft macht. Die Erregung der Nerven des primären Heerdes breitet sich daher höchst wahrscheinlich innerhalb der nervösen Centren nur auf die Enden benachbarter Nerven aus, deren Mark in ihrem peripherischen Abschnitte daher nicht erregbarer wird. Die Mitempfindung ist demgemäss dem Anscheine nach eine zum Theil excentrische Erscheinung.

Wenn diese drei Regeln Ausnahmen erleiden und somit subcutane Druckschmerzstellen excentrisch oder durch Irradiation als einfache Symptome eines primären Leidens vorkommen, so sind sie sicher äusserst selten und beweisen andererseits eine excessive Reizung des primären Krankheitsheerdes oder eine Labilität des Markes der peripherischen Nerven, wie sie vielleicht bei geschwächten Individuen vorkommen mag. — Bevor man jedoch solche Ausnahmen statuirt, muss man völlig sicher sein, dass keine Täuschung vorliegt, weil Kreislaufstörungen und andere Momente für örtliche Reizung sehr oft vorhanden sein können, ohne am Lebenden nachweisbar zu sein. So sollen zuweilen Hyperalgesien der *Gastrocnemii* und *Solei* einen Schmerzensparoxysmus im *Nervus ischiadicus* noch kurze Zeit überdauern, so dass die vorangegangene Erregung im Hüftnerven in seinen peripherischen Zweigen nach- und auszuklingen scheint. Allein diese Deutung ist nur dann zulässig, wenn während des Schmerzensanfalls im *Nervus ischiadicus* keine Wadenkrämpfe eintreten; waren diese vorhanden, so wurden die Nerven des *Triceps surae* gewaltsam gepresst und mechanisch gereizt. — Wenn in Folge von Embolie der Schenkelarterie Anästhesie der Zehen und Hyperästhesie eines grösseren Hautgebietes eintritt, so beruht die erstere auf Anämie und die letztere auf collateraler Hyperämie, welche die Nerven durch Druck mechanisch reizt.

Aus den vorher aufgezählten drei Regeln folgt, dass das Mark der sensiblen Nervenstämme, so leicht und so oft dasselbe Zustände eines localen Krankheitsheerdes fortpflanzt und fortgepflanzt hat, gleichwohl ausserhalb des Krankheitsheerdes in seiner chemischen und molecularen Constitution unangetastet bleibt. Die drei Regeln haben daher für den Haushalt unseres Körpers den Sinn und die hohe Bedeutung, dass sie die chemische und moleculare Stabilität des Nervenrohrs dort beweisen, wo dasselbe von einem localen Reize nicht unmittelbar und direct betroffen worden ist.

Die subcutanen Druckschmerzstellen im engeren Sinne sind daher — gleichviel an welchem Orte sie aufgefunden werden — mit seltenen Ausnahmen locale Reizungsheerde:

1. weil die Reize, welche durch Reizung der Gewebe die *Points douloureux* verursacht haben, bei genauerer Forschung sich fast

immer nachweisen lassen; dieser Satz, welcher für die hier vorgetragene Lehre wesentlich ist, wird später noch weiter zu erweisen sein;

2. weil dieselben Reize, welche die *Points douloureux* verursacht haben, an anderen Körperstellen, zu anderen Zeiten und an anderen Individuen Reizung der Gewebe in manifester Weise oft herbeiführen;
3. weil *Points douloureux* vorhanden sind, während ein manifester Krankheitsheerd, dessen Symptome sie sein könnten, durchaus fehlt;
4. weil sie, wenn sie mit manifesten Krankheitsheerden gleichzeitig vorkommen, in keinem Abhängigkeits-Verhältnisse stehen, indem sie die letzteren bei weitem überdauern, oder denselben lange vorhergehen können;
5. weil sie der selbständige Ausgangspunkt von Schmerzensanfällen und Muskelcontractionen sind, welche weit über die Grenzen ihres eigenen anatomischen Sitzes hinausreichen;
6. weil ihre Beseitigung häufig nur durch eine selbständige Behandlung gelingt.

Die unter der äusseren Haut liegenden, auf Druck schmerzhaften Körperstellen beruhen daher mit seltenen, nicht immer leicht zu erkennenden Ausnahmen, auf localer Reizung. Diese Reizung muss man, wenn sie nur kurze Zeit und in geringer Intensität besteht, flüchtige Entzündung, *Phlogosis fugax,* wenn sie länger und mit grösserer Intensität besteht, um so mehr Entzündung nennen, wenn auch ihre erhöhte Röthe, Temperatur und Production so gering sind, dass sie trotz ihres Vorhandenseins an den, keine freien Oberflächen darbietenden Organen und Geweben lebender Menschen sich nicht nachweisen lassen.

In den subcutanen Druckschmerzstellen muss Neu- und Rückbildung sich die Wage halten, weil sie trotz langer Dauer ihres Bestehens keine Aenderung zeigen, indem sie weder verschwinden, noch durch *Calor, Rubor,* einen fühlbaren *Tumor* manifest werden. Andererseits muss die Exsudation in denjenigen *Points douloureux,* welche sehr flüchtig sind, fehlen, oder sie muss seröser Natur sein. Aus dem Druckschmerz kann weder auf das vorherrschende Vorhandensein der Hyperämie, noch der Neubildung, noch der Temperaturerhöhung, noch einer chemischen Schärfe geschlossen werden, weil jede einzelne der genannten Erscheinungen des kranken Lebens für sich fähig ist, die Nerven des Reizungsheerdes überempfindlich zu machen und einen *Point douloureux* zu erzeugen.

Das Auge macht uns die hier unter der Haut des Lebenden verborgenen, krankhaften Vorgänge völlig klar: dem „glaukomatösen" Entzündungsfalle an, welcher nach den Nummern 29 bis 33 der Klinischen Wochenschrift d. J., durch in's Blut aufgenommene septische Stoffe verursacht, also eine der vielen Erscheinungsformen der primären *Sepsis* des Blutes ist, gehen sehr oft Anfälle von scheinbarem Nebel, von Blindheit oder von Lichterscheinungen voraus, welche nur Minuten und Stunden anhalten, keine spontanen Schmerzen, nicht einmal Empfindlichkeit der *Bulbi* bewirken. Trotz des Augenspiegels, welcher uns den Inhalt der Bulbuskapsel klar darlegt, ist die Entscheidung darüber völlig unmöglich, ob diese Anfälle von Obscurationen oder Photopsien auf Hyperämie, oder auf Oedem, oder auf beiden Zuständen innerhalb der *Bulbi* beruhen. Die Unmöglichkeit, diese Entscheidung zu treffen, darf uns jedoch nicht im Mindesten betrüben, weil diese Entscheidung für unser therapeutisches Handeln gleichgiltig ist; wesentlich ist nur zu wissen, dass auch diese Anfälle von scheinbarem Nebel, von Blindheit oder Photopsien schon auf örtlicher Reizung der Augen selbst, auf *Choreoiditis* oder *Retinitis septica, fugax* beruhen, dass sie das Wetterleuchten, das drohende Heranziehen eines im Blute kreisenden Reizes bedeuten, welcher, wenn er auch vorerst in minimaler Menge die *Bulbi* entzündungserregend getroffen hat, mit furchtbaren Schlägen das Auge trotz Iridektomie entzünden und vernichten wird, wenn der Kranke nicht aus dem Intoxicationsheerde seines Aufenthaltsortes fort-, oder durch Verbesserung der Luft seiner Wohnung nicht in eine reinere Atmosphäre gebracht wird. —

Aus der Gesammtheit des vorher Erörterten folgt der Schluss, dass jede räumlich noch so geringfügige, subcutane Körperstelle, welche — physiologisch nicht empfindlich — auf mässigen Druck schmerzhaft geworden ist, mag sie an den Muskeln, Fascien, am Periost, an den serösen Häuten, an den Gelenkkapseln, an den Nerven oder in der Tiefe gelegen sein, mit seltenen Ausnahmen ein selbständiger Krankheitsheerd ist, von welchem, je nach der Zahl und Länge der in ihm verlaufenden sensiblen Primitivröhren, bald locale, bald excentrische, bald irradiirte Schmerzen oder Muskelcontractionen, oder Schmerzen und Bewegungen mehr oder weniger ausgehen können, jedoch nach den früheren Auseinandersetzungen nicht mit Nothwendigkeit ausgehen müssen.

Aus dem Vorhergehenden folgt, dass, je intensiver und ausgedehnter auf mässigen Druck der Schmerz einer subcutanen Körperstelle ist, um so intensiver und ausgedehnter der gedrückte Körpertheil erkrankt ist, um so intensivere und ausgedehntere Anfälle von nahen und entfernten Schmerzen und Bewegungen derselbe hervorzurufen fähig ist.

Aus dem Vorhergehenden folgt, dass der irgendwo am Körper constatirte Druckschmerz nicht allein, wie der spontane Schmerz, auf einen mit sensiblen Primitivröhren ausgestatteten, irgendwo befindlichen Krankheitsheerd hinweist, sondern auch anzeigt, wo ein Krankheitsheerd gelegen ist, oder genauer, dass ein Reizungsheerd in der Richtung des Druckes liegt, durch welchen er entdeckt worden ist. Der Fingerdruck entdeckt also dadurch einen Krankheitsheerd, dass er diesen für die Dauer des Druckes in einen Reizungsheerd umwandelt und zwar in einen Reizungsheerd sensibler Nerven. Ob dieser Krankheitsheerd in einer örtlichen Reizung der Gewebe oder in einem Krankheitsproducte besteht, muss durch besondere Gründe entschieden werden. Andererseits werden auch nur die entzündeten Körpertheile Druckschmerz zeigen, welche innerhalb ihres Bereiches oder in ihrer Nachbarschaft sensible Nerven beherbergen.

Ist beispielsweise eine Steifheit des Nackens ohne *Trauma* in der Art vorhanden, dass der Nacken ohne Schmerzen nicht bewegt werden kann, so fragt es sich, ist die Steifheit reflectorischer Natur oder durch Entzündung der Nackenmuskeln selbst bedingt. Die Kapsel der Gelenkfortsätze der Nackenwirbel, deren Synovialhaut reich an Nerven ist, die eine vollkommene Diarthrose bildenden Seitengelenke der Wirbel oder der Inhalt der Cerebrospinalaxe mit ihren Fortsätzen müssen als entzündet angenommen werden und als solche, welche die Contractur der sonst gesunden Nackenmuskeln herbeigeführt haben, sobald die Nackenmuskeln auf Druck nicht schmerzhaft constatirt worden sind.

Ebenso kann nur der Druckschmerz entscheiden, welche Muskeln und wie weit sie bei acut eingetretenem *Caput obstipum* entzündlich ergriffen sind, ob der Nackentheil des *Trapezius* oder der *Sternocleidomastoideus* der einen Seite, oder der *Splenius capitis* der anderen Seite, oder alle drei ebengenannten Muskeln. Diese Unterscheidung ist nothwendig, weil die genannten Muskeln wegen des sich entsprechenden Verlaufes ihrer Fasern auf die Stellung des Kopfes ein und dieselbe Wirkung ausüben und somit aus der Stellung des Kopfes allein kein Schluss auf den primär afficirten Muskel zu machen ist. Die genaue Unterscheidung des örtlich entzündeten Muskels durch den Druckschmerz ist für eine rasch wirkende örtliche Behandlung unerlässlich und hier um so nothwendiger, als der durch Entzündung herbeigeführten Paralyse oder Parese des einen Muskels Erschlaffung desselben und secundäre Contractur des Antagonisten folgt, wenn die primäre Affection über eine gewisse Zeit andauert und nicht möglichst bald beseitigt wird. —

Wenn daher in irgend einem Körpertheile bei Abwesenheit anderer leitender Krankheitszeichen nur spontane Schmerzen oder unwillkürliche Bewegungen auftreten, so hat der Arzt die Pflicht, um den Sitz des Krankheitsheerdes, von dem die genannten Symptome ausgehen, genau zu erforschen, den Körpertheil in allen seinen Theilen mit mässigem Drucke zu betasten. Findet er mit Druckschmerz ausgestattete Stellen, so hat er mit seltenen Ausnahmen an jenem Körpertheile die Reizungsheerde entdeckt, von welchen Schmerzen und Bewegungen ausgehen, ganz allein ausgehen, wenn er Gründe hat, Complicationen auszuschliessen.

Findet der Arzt nirgends in dem spontan schmerzenden Körpertheile *Points douloureux* und hat er Gründe, diejenigen Theile der schmerzenden Körperregion auszuschliessen, welche seinem Fingerdrucke nicht zugänglich sein können, z. B. die Markhöhle der Knochen, so liegt der gesuchte Krankheitsheerd entweder den Nervencentren näher oder in den Nervencentren selbst, oder in einem dem von Schmerzen und Bewegungen ergriffenen Körpertheile mehr oder weniger nahen Organe, welches die Schmerzen durch Mitempfindung, die Bewegungen durch Reflex hervorruft.

Es ist daher sowohl der positive, als der negative Befund von *Points douloureux,* wenn Anfälle von Schmerzen oder Bewegungen zur Beobachtung kommen, von sochler Wichtigkeit, dass die umfassendste Palpation eine unerlässliche diagnostische Nothwendigkeit ist.

Wer von das Gesicht verzerrenden Krämpfen befallen wird, kann flüchtige und stabile *Points douloureux* an den Austrittsstellen der *Trigeminus*-Aeste des Gesichtes zeigen; fehlen diese subcutanen Druckschmerzstellen, so kann eine acute *Endocarditis* der erregende Heerd sein, zumal wenn sie durch die Natur ihrer Ursache, also in Folge der primären *Sepsis* des Blutes in Stössen auftritt, welche rasch aufeinander folgend die innere Herzhaut entzündungserregend treffen. Bei der *Endocarditis* — welche ohne jede Beschwerde auftreten und ablaufen kann, — wird allerdings der fühlende Finger durch das empfindende Ohr ersetzt, unter dem ein Herzton verschwindet und durch ein Geräusch ersetzt wird.

Was für die der äusseren Haut angrenzenden Organe, auf welche es hier uns zumeist ankommt, gilt, muss jedoch auch für alle Krankheitsheerde der Tiefe in Anspruch genommen werden. Allüberall gilt es, die erregenden Heerde möglichst früh zu entdecken, in einem Stadium, in welchem sie unseren therapeutischen Angriffen vielleicht noch mit Erfolg zugänglich sind. Bei gewohnheitsgemässer, sorgfältiger Palpation wird man die Beobachtung VIRCHOW's z. B. bestätigt finden, dass die partielle, hypochondrische *Peritonitis*, welche meist rechts, bald links, bald gleichzeitig rechts und links vorkommt, bei der herrschenden *Vita sedentaria* zu den häufigen Erkrankungen gehört. Wegen ihrer unheilbaren Folgen, welche sie durch ihre Bindegewebssträuge herbeiführt, welche in Knickungen, Axendrehungen, partieller Verengerung der *Intestina* u. s. w. bestehen, welche schliesslich die freie Bewegung der Se- und Excrete aufheben und daher den Tod bringen, ist es von der höchsten therapeutischen Wichtigkeit, da Inspection, Percussion und Auscultation versagen, sie in ihren ersten Anfängen durch den Nachweis in den Hypochondrien befindlicher Druckschmerzstellen zu erkennen. So ist es denn geboten und zu versuchen, jeden *Point douloureux* wegen seiner möglichen Folgen zu beseitigen, selbst wenn er auch bisher den Kranken weder Schmerzen, noch Krämpfe, noch andere Symptome bereitet hat.

Schlüsse auf die besondere Natur der *Points douloureux*, auf die Ursachen derselben gestattet weder der spontane, noch der durch Druck hervorgerufene Schmerz, sie müssen anderen Ueberlegungen entnommen werden.

Aus unseren früheren Auseinandersetzungen ergiebt sich, dass, wenn in einem Körpertheile Anfälle mässiger Schmerzen zeitweise eintreten, ein Krankheitsheerd zu erschliessen ist, der nur eine mässige Anzahl sensibler Primitivröhren zeitweise mechanisch oder chemisch erregt. Wir nehmen andererseits jedoch am Krankenbette an, dass ein Reizungsheerd einen sensiblen Nervenstamm oder einen Theil des Hirns und Rückenmarkes angreift, wenn die spontanen Schmerzensanfälle eine excessive Höhe erreichen. Natürlich giebt es Anfälle spontaner Schmerzen, welche mittlerer Grösse sind und Uebergangsstufen zu den neuralgischen Paroxysmen bilden, und uns in Verlegenheit setzen würden, wenn wir uns entscheiden sollten, ob diffuse sensible Primitiv-Röhren oder Bündel derselben von einem Reizungsheerde mechanisch oder chemisch angegriffen werden.

Diesen leichten und schweren Anfällen spontaner Schmerzen entsprechen zweierlei Gattungen von subcutanen Druckschmerzstellen: die einen zeigen selbst auf tiefen Druck nur Schmerzen an der gedrückten Stelle und ihrer näheren Umgebung; die anderen lassen nicht allein diesen örtlichen Schmerz wahrnehmen, sondern auf tiefen Druck derselben schiessen plötzlich Schmerzen auf, welche die Annahme rechtfertigen, dass ein weit von der gedrückten Stelle endigender

Nervenstamm in der Richtung des *Point douloureux* getroffen worden ist.

Die erste Gattung von *Points douloureux* enthält nur Nerven, welche an der gedrückten Stelle und in ihrer näheren Umgebung endigen; die zweite Gattung von *Points douloureux* enthält ausser den eigenen Nerven innerhalb ihres Bereiches noch einen nur durchlaufenden sensiblen Nervenstamm, welcher entfernt von dem *Point douloureux* endigt. Natürlich giebt es zwischen beiden Gattungen dieser *Points douloureux* vermittelnde Uebergangsstufen, indem die durchpassirenden Nerven um so näher dem *Point douloureux* endigen, je feiner sie sind und je weniger Primitivröhren sie einschliessen. Die *Points douloureux* der ersten Gattung werden an den Muskeln, Knochenhäuten und Gelenkkapseln u. s. w., die der zweiten Gattung an den sensiblen Nervenstämmen zu finden sein.

Valleix, welcher unzweifelhaft nach Krankheitsheerden suchte, wenn ihm neuralgische Paroxysmen begegneten, hat das Verdienst, auf die letztere Gattung von *Points douloureux* zuerst hingewiesen und das häufige Vorhandensein von Druckschmerzstellen an den der Palpation zugänglichen und neuralgisch afficirten, sensiblen Nervenstämmen nachgewiesen zu haben.

Der zweite Schritt zur Verwerthung dieses durch sorgfältige Beobachtung gewonnenen Resultates für die Pathologie war der, festzustellen, welches die anatomische Bedeutung dieser Druckschmerzstellen sei; festzustellen, auf welchem abnormen anatomischen Vorgange sie beruhten, und wenn sie auf localer Reizung der Gewebe beruhten, die Reize nachzuweisen, durch welche sie verursacht wurden.

Die anatomische Bedeutung dieser Druckschmerzstellen der Nervenstämme konnte jedoch nur aufgeklärt werden, wenn die Bedeutung aller subcutanen *Points douloureux*, also auch der der Muskeln, Knochenhäute, der Gelenkkapseln u. s. w. in Betracht gezogen wurde.

Weil die *Points douloureux* an den Nervenstämmen zuerst beobachtet wurden, weil sie andererseits häufig mit den neuralgischen Schmerzensparoxysmen kommen und verschwinden, weil endlich die Reize zum Theil unbekannt waren, durch welche sie hervorgerufen wurden, so war die Annahme, dass sie auf partieller, abnormer Erregbarkeit des Nervenmarkes beruhten, sehr verführerisch, und es war durchaus begreiflich, dass sie nur als Symptome eines verborgenen tieferen, schwereren Leidens betrachtet worden sind. Valleix that jenen zweiten Schritt nicht, hielt die *Points douloureux* für ein wichtiges, wenn auch nicht unentbehrliches Symptom des *Genus* der „Neuralgien", und so ist es denn gekommen, dass seine Entdeckung ungenügend verwerthet blieb.

Unsere früheren Auseinandersetzungen zeigen nun die Bedeutung der Druckschmerzstellen, gleichgiltig wo sie angetroffen werden, als circumscripter, selbständiger localer Reizungsheerde. Diese Reizungsheerde, mögen sie an den Nervenstämmen noch so klein sein, nehmen deshalb unter den übrigen subcutanen Druckschmerzstellen die wichtigste Stelle ein, weil sie nicht auf diffuse und zerstreut, sondern auf bündelförmig gelagerte sensible Primitivröhren erregend einwirken, und weil sie aus diesem anatomischen Grunde die Symptome der Druckschmerzstellen aller Gewebe, nämlich Anfälle spontaner Schmerzen und unwillkührlicher Bewegungen in hervorragendster Weise, in ausgezeichnetem Grade bewirken müssen und bewirken.

So viele *Points douloureux* an den sensiblen Nervenstämmen eines Lebenden durch sorgfältige Palpation erforscht werden, ebensoviele flüchtige oder dauernde Entzündungsheerde, von denen „Neuralgien" und Krämpfe ausgehen können, sind entdeckt worden. Je höher eine Druckschmerzstelle ausserhalb eines Nerven liegt, je mehr also der *Point douloureux*, der Entzündungsheerd mehr der Umgebung eines sensiblen Nervenstammes, als dem Nervenstamme selbst angehört, um so seltener wird sich die Erregung auf den Nervenstamm selbst fortpflanzen, um so seltener werden „Neuralgien" und „Krämpfe" beobachtet werden. Der Reizungsheerd wird sehr oft gleichzeitig dem Nervenstamme und seiner Umgebung angehören, weil nach einer gewissen Dauer seines Bestehens derselbe vom Nervenstamme auf die Umgebung, oder von dieser auf den Nervenstamm übergehen wird. Wenn der Reizungsheerd dem Nervenstamm allein angehört und nicht der Umgebung des Nerven, so handelt es sich stets um eine örtliche, umschriebene Reizung der Scheide des Nervenstammes. Wenn auch die Scheide kein indifferentes Stützwerck oder Leitungsrohr für den Nervenstrom ist, so ist der Nerv gleichwohl eine anatomische und physiologische und daher auch pathologische Zweiheit.

Wie die Scheide eine nur aus elastischem Stoffe bestehende Röhrenwandung ist, in welcher an grösseren Nervenstämmen selbständige Nervenfäden nachgewiesen sind, so bilden gelöste, eiweissartige Stoffe den Röhreninhalt. „Wird nun ein aliquoter Theil einer sensiblen Primitivröhre in Erregung versetzt, so theilt sich dieser Zustand auch den übrigen ursprünglich nicht erregten Theilen des Nerveninhaltes mit, so dass alle diesseits und jenseits der erregten Stelle liegenden Röhrenstücke aus ihrer Ruhe heraustreten. Diese Mittheilung geschieht nur durch den flüssigen Röhreninhalt, nicht durch die feste Röhrenscheide, und nur diese Mittheilung durch den Röhreninhalt verursacht die excentrischen, irradiirten und reflectorischen Phänomene." Das flüssige Nervenmark verhält sich jedoch in gewisser Weise zur festen Nervenscheide, wie das flüssige Blut und die flüssige Lymphe zu den festen Wandungen der Blut- und Lymphgefässe.

Jeder Krankheitsheerd trägt discontinuirlich in entfernte Theile seine Wirkungen nur durch das flüssige Blut, die flüssige Lymphe und das elektrisch flüssige Nervenmark. Ganz ebenso jedoch, wie es eine Entzündung der Lymph- und Blutgefässwandungen giebt, giebt es eine Entzündung der Nervenscheiden.

Der Schmerz, welcher durch mässigen Druck auf einen Nervenstamm entsteht, bezieht sich, soweit und weil er unmittelbar unter dem drückenden Finger gefühlt wird, nach dem Gesetze der excentrischen Erscheinung nur auf die Scheide des Nerven oder ihre Umgebung, nur auf diejenigen Nerven, welche in der gedrückten Stelle unmittelbar ihr Ende finden. Weil die Scheide eines Nerven im physiologischen Zustande auf mässigen Druck nicht schmerzhaft ist, so ist sie gereizt, entzündet, wenn sie durch irgend einen inneren oder äusseren Reiz auf Druck schmerzhaft geworden ist.

Wie die Blut- und Lymphgefässwände bald circumscript, bald linear in einer längeren Strecke erkranken und bei oberflächlicher Lage die ersteren als rothe Bänder, die letzteren als rothe Linien erscheinen, ebenso entzündet sich auch die Scheide eines Nervenstammes bald an einer begrenzten Stelle, bald an einem grösseren Abschnitte ihrer Länge. In diesem grösseren Abschnitte ist die Nervenscheide durch die Entzündung continuirlich auf mässigen Druck schmerzhaft und bildet für die Untersuchung nicht einen Schmerzenspunkt, sondern eine Schmerzenslinie.

Gerade diese lineare Form der Druckschmerzstelle ist am *Nervus supraorbitalis,* am *Nervus medianus* im *Sulcus bicipitalis internus* und dort, wo er zwischen der Sehne des *Flexor manus radialis* und des *Palmaris longus* nur von Haut und Fascie bedeckt oberhalb des Handgelenkes gelegen ist, am *Nervus ischiadicus,* am *Tibialis posticus* längs der Mittellinie der Kniekehle nicht selten von mir beobachtet worden. Diese lineare Form des Druckschmerzes scheint allein das Urtheil am Lebenden zu gestatten, dass in einem gegebenen Falle nicht oder nicht allein die Umgebung eines Nerven, sondern die Scheide desselben selbst erkrankt ist.

Die begrenzte Entzündung der Scheide eines sensiblen Nervenstammes erfordert besondere Vorsicht bei der Untersuchung: wenn der Fingerdruck den *Point douloureux* zu stark und somit nicht allein diejenigen Nerven trifft, welche in demselben endigen, sondern auch diejenigen, welche den *Point douloureux* durchlaufen, entfernt von ihm ausstrahlen und endigen, so wird der locale Druckschmerz nicht selten übertäubt von beiweitem heftigeren Schmerzen, welche den gedrückten Körpertheil blitzartig durchschiessen, als wenn der durchlaufende Nervenstamm von einem elektrischen Schlage getroffen wäre. Ein solcher unerträglicher Schmerzensanfall kann dann die Zeit des Fingerdruckes beiweitem überdauern. Unser Finger hat in einem solchen Falle durch ohne Vorsicht geübte Palpation einen neuralgischen Anfall verschuldet, welcher ganz in derselben Weise und mit denselben irradiirten und reflectorischen Phänomenen sich darstellen kann, als wäre er aus innerer Ursache und Veranlassung hervorgerufen worden. Wüssten wir nicht, dass in einem solchen Falle an der gedrückten Körperstelle ein sensibler Nervenstamm gelegen wäre, so würde nachgewiesen sein, dass der *Point douloureux* von einem sensiblen Nervenstamme durchlaufen würde, also zu denen gehören würde, auf welche VALLEIX allein seine Blicke richtete.

Weil wir vorher nicht wissen können, in welchem Grade der Spannung, der Erregbarkeit, der den *Point douloureux* durchsetzende sensible Nervenstamm sich befindet, weil wir nicht wissen können, ob nicht der *Point douloureux* seinen Nervenstamm nahe bis zu dem Maximum gereizt hat, dass eine Entladung, ein neuralgischer Anfall bevorsteht, und dass diese Entladung sofort mit Nothwendigkeit erfolgen muss, wenn selbst ein geringer Reiz von aussen hinzukommt, so muss die Palpation immer mit der grössten Vorsicht geübt werden in der Art, dass nur der *Point douloureux* constatirt, jedoch kein neuralgischer Anfall hervorgerufen wird.

Die früheren Erörterungen ergeben nun, wie weit diejenigen, welche der Ansicht sind, die *Points douloureux* seien charakteristisch für Neuralgien, und diejenigen, welche der Ansicht sind, die *Points douloureux* seien gleichgiltig für die Neuralgien, von unserem Standpunkte Recht und Unrecht haben. Der *Point douloureux* am Nervenstamme ist nicht Symptom der Neuralgie, sondern die Neuralgie ist Symptom des *Point douloureux* und dieser ist in vielen Fällen beweisbar gleichbedeutend mit Krankheitsheerd, in welchem der äussere oder innere Reiz nachzuweisen ist, welcher die Reizung der Gewebe, den *Point douloureux* hervorgebracht hat. Machen wir die unmittelbar am Lebenden nicht zu beweisende, jedoch mit Sicherheit zu erschliessende Voraussetzung, dass alle verborgenen, der unmittelbaren Untersuchung am Lebenden unzugänglichen Krankheitsheerde, deren Symptom Neuralgien sind, auf Druck schmerzhaft sind, — setzen wir demgemäss den Begriff des *Point douloureux* mit dem Begriffe des Krankheitsheerdes durchweg als gleichbedeutend, so sind die *Points douloureux* charakteristisch für alle Neuralgien, weil sie wesentlich für dieselben sind. Am Lebenden nachweisbar sind sie jedoch nicht in den Fällen, in welchen die Krankheitsheerde in tieferen, unzugänglichen Theilen des Rumpfes und Kopfes sich befinden, so dass sie durch die Palpation nach der Lage ihres Ortes am Lebenden nicht nachgewiesen werden können. Die Krankheitsheerde liegen im letzteren Falle den Centren näher, oder in der Cerebrospinalaxe selbst. Wir dürfen nicht schliessen, dass die *Points douloureux* aus dem Grunde nicht vorhanden sind, weil unser drückender Finger sie zu erreichen ausser Stande ist.

Wenn in einem concreten Falle die Neuralgie als Symptom eines bestimmten Krankheitsheerdes nachgewiesen ist, so hat sie nicht mehr das Anrecht, dem Leiden, dem gesammten Krankheitszustande den Namen zu geben, sie hat nicht mehr das Anrecht als Wesentliches betrachtet zu werden. Das Leiden darf sodann nicht nach dem Symptome, also nicht nach den spontanen, temporären Schmerzensparoxysmen benannt werden, sondern muss seinen Namen von dem Krankheitsheerde selbst tragen, der das Substanzielle, das Dauernde gegenüber den accidentellen, zeitweiligen Schmerzensanfällen ist. Der Krankheitsheerd ist nach seiner Lage, seiner Natur, seiner Ursache wenn möglich zu benennen. Gesetzt ein Kranker litte an primärer „*Ischias*" und es liesse sich ein *Point douloureux* hinter dem grossen Rollhügel nachweisen, so wird der Krankheitszustand als circumscripte rheumatische oder septische oder traumatische Entzündung des *Nervus ischiadicus* oberhalb des *Trochanter major* zu bezeichnen sein. Ganz ebenso wie wir ein Carcinom des Beckens diagnosticiren, wenn die Schmerzensanfälle im Hüftnerven durch ein solches bedingt sind, oder ein *Aneurysma* des *Arcus aortae*, wenn durch ein solches Schmerzensanfälle in linksseitigen Intercostalnerven verursacht werden.

Wenn der *Point douloureux* am Nervenstamme peripherisch so gelegen ist, dass oberhalb desselben den Centraltheilen zu der Nervenstamm gegen eine widerstehende Unterlage gedrückt werden kann, so ist es ein begreifliches Phänomen, dass der von dem *Point douloureux* verursachte Schmerzensanfall oder Muskelkrampf durch einen Fingerdruck gemildert und aufgehoben werden kann, sobald es gelingt, in dem afficirten Nerven oberhalb seines *Point douloureux* durch Druck die Leitung zu unterbrechen.

Die Bedeutung der *Points douloureux* sensibler Nervenstämme als selbständiger, localer Entzündungsheerde, wie sie hier vertreten wird, ist angezweifelt worden, weil in vielen Fällen ohne nachweisbare äussere Ursache aus inneren Gründen *Points douloureux* an denselben Stellen derselben Nerven desselben Individuums in relativ kurzen Zeiträumen bald mühelos nachgewiesen werden können, bald trotz sorgfältiger Nachforschung nicht zu entdecken sind. Die Druckschmerzstellen an Nervenstämmen kommen daher an ein und demselben Individuum keineswegs selten mit den neuralgischen Schmerzensanfällen gleichzeitig vor und überdauern die letzteren nur geringe Zeit. Sie erscheinen daher zu flüchtig, zu wenig andauernd, um als selbständige locale Entzündungsheerde vermeintlich betrachtet werden zu dürfen.

Die Thatsache ephemerer, flüchtiger *Points douloureux* der Nervenstämme ist ebenso richtig, wie der Einwurf in der That dadurch in seiner Bedeutung verliert, dass, wie an den Augen ohne rheumatische Ursache eine *Choreoiditis* und *Retinitis fugax* häufig beobachtet wird, ganz ebenso nicht allein an den Nervenstämmen, sondern auch an den Muskeln, an den Gelenkkapseln, an dem Periost und den übrigen Organen flüchtige Entzündungen vorkommen, welche ohne äussere, also auch ohne rheumatische Veranlassung kommen und durch den gewöhnlichen Stoffwechsel ohne Behandlung verschwinden, nachdem sie dem Kranken mehr oder weniger Schmerzen oder dem Schmerze verwandte Empfindungen bereitet haben. Es giebt nicht allein eine *Choreoiditis, Thyreoiditis, Pneumonia, Myocarditis, Endocarditis, Splenitis, Hepatitis, Nephritis fugax,* sondern es wird und zwar sehr häufig auch eine *Arthritis, Myitis, Neuritis fugax* beobachtet, welche mit *Rheumatismus* nicht das Mindeste zu thun haben.

Die *Points douloureux* im Allgemeinen und die der Nervenstämme insbesondere werden in ihrer Zeitdauer, in ihrer so verschiedenen Intensität, in ihren An- und Rückfällen erst verständlich, sobald man sich die Ueberzeugung verschafft hat, dass es nicht allein aus zunächst inneren Ursachen mehr oder weniger leichte Anfälle von Fieber, von Lähmungen, von Blutungen, sondern auch ohne unmittelbar vorhergehenden äusseren Reiz aus der im Wesentlichen gleichen inneren septischen Ursache mehr oder weniger leichte, nach freien Zeiten sich wiederholende Entzündungsanfälle giebt.

Diese Entzündungsanfälle müssen — nach dem allgemeinen Gesetze thierischer Erregung — um so heftigere Wirkungen auf's Nervensystem ausüben, sie müssen um so stärkere Schmerzen und um so ausgebreitetere Reflexbewegungen erregen, je plötzlicher sie die Aenderung der Nervenmaterie bewirken, je mehr sie unter der Form des Stosses einwirken, in je zahlreicheren Heerden sie sich gerade an den sensiblen Nervenstämmen, an den sensiblen Theilen des centralen Nervensystems etabliren.

Der Einwand, dass flüchtige *Points douloureux* an den Nervenstämmen nur Symptome der gleichzeitigen „Neuralgien" sein könnten, war solange begreiflich, als bisher eine innere Krankheitsursache unbekannt war, welche an von *Syphilis* und Gicht freien Menschen flüchtige und dauernde Entzündungen verursacht, deren Anfälle nach Intensität, Dauer, Aufeinanderfolge äusserst verschieden sind und deren Stösse bald die Gelenke, bald die Knochenhaut, bald die Muskeln, bald die Nervenstämme, bald mehrere der genannten Organe gleichzeitig und oft mit der Gewalt eines Schlages treffen. — Die „neuralgischen" Paroxysmen haben daher gar nichts Apartes und Absonderliches, wenn sie mit den Schmerzensanfällen anderer Organe verglichen werden; die neuralgischen Paroxysmen sind auch dann wahre *Neuritides*, wenn der Krankheitsheerd nicht länger, als der Schmerzensanfall dauert, wenn der Krankheitsheerd während der ganzen Zeit seines Bestehens ein Reizungsheerd einer sensiblen Nervenmasse ist.

Durch welche Reize, Ursachen, Schädlichkeiten werden die subcutanen Druckschmerzstellen hervorgerufen?

Unsere Lehre, dass die *Points douloureux* aller Gewebe mit wenigen Ausnahmen locale Reizungsheerde sind, bedarf zu ihrer Begründung des Nachweises der Reize, welche sie hervorbringen. — Die mechanische Ursache eines *Point douloureux* kann verschiedener Art sein, sie kann von Aussen und von Innen wirken. — Ein Stoss gegen einen oberflächlich liegenden Knochen, z. B. das Schien- oder Brustbein, verletzt die äussere Haut oft nicht im Geringsten. Der anfängliche, dem Stosse unmittelbar folgende Schmerz verschwindet, — es bleibt jedoch eine dem Kranken völlig entgehende, auf Druck schmerzhafte Stelle der Knochenhaut zurück. Später, wenn die Erinnerung an die äussere Gewalt längst erloschen ist, treten Anfälle weithin sich verbreitender spontaner Schmerzen auf. Uebt der Arzt nicht die methodische Palpation, um den localen Krankheitsheerd aufzufinden, entgeht demselben daher jene im Verhältniss zum Gebiete der spontanen Schmerzen unverhältnissmässig kleine *Periostitis traumatica*, so ist er nicht allein unsicher in seiner Diagnose, sondern auch in seinem therapeutischen Handeln ziel- und erfolglos. Weil ihm das Verhältniss des *Point douloureux* zum Gebiete des spontanen Schmerzes unbekannt ist, so bearbeitet und bestreicht er das ganze, weite Gebiet des spontanen Schmerzes mit seinen Medicamenten, muss sich daher milder Mittel bedienen, während der kleine Krankheitsheerd die Application eines seiner Grösse entsprechenden, intensiven

Hautreizes u. s. w. zulässt und zu seiner raschen Beseitigung, wenn er traumatischen oder rheumatischen Ursprunges ist, verlangt.

Die mechanische Gewalt in Form des Schlages, Stosses, Falles setzt, soweit sie hier als Ursache von *Points douloureux* in Betracht kommt, weitaus am meisten nur einen Krankheitsheerd, weil sie meist nur an einem Punkte angreift. Die mechanische Gewalt setzt auch dann nur einen, wenn auch sehr kleinen Krankheitsheerd, sobald durch eine willkürliche Bewegung irgend ein die Fascien durchsetzender, zur Haut sich begebender sensibler Nervenstamm eingeklemmt, geknickt, gezerrt wird. Diese Einklemmung kommt unzweifelhaft, wenn auch sehr selten, in der *Regio lumbalis lateralis interna* vor, wenn in Folge einer plötzlichen raschen Dehnung der hinteren Wand der *Fascia lumbo-dorsalis,* z. B. beim raschen Bücken, plötzlich ein äusserst heftiger Schmerz entsteht, der in dieser Region aus rheumatischer und septischer Ursache beiweitem häufiger beobachtet wird. In einem Falle meiner Beobachtung, in welchem die Einklemmung durch eine Körperwendung im Bette entstanden war, liess sich ein sehr kleiner, doch sehr intensiver *Point douloureux* nachweisen.

Würde oberhalb der *Symphysis ossium pubis* bis zur *Linea semicircularis Douglasii* eine auf Druck mässig schmerzhafte Stelle constatirt, welche unmittelbar nach Beugung des belasteten Körpers entstanden wäre, so würde man an die wegen mangelnder Hinterwand der *Vagina recto-abdominalis* leicht auftretende Ruptur des *Rectus abdominis* (Virchow) denken, wenn ein starker, eine etwaige Geschwulst zu verdecken fähiger *Panniculus adiposus* vorhanden wäre. — Würde in der *Regio lumbalis lateralis externa* nahe dem Darmbeinkamme hie und da ein flüchtiger *Point douloureux* auftreten, welcher zumal in der Rückenlage verschwände, und bei den Bauchraum verkleinernden Bewegungen wieder aufträte, so würde man hier, wie an allen Bruchpforten, an eine temporäre Einklemmung, also mechanische Reizung eines Eingeweidestückes, in dieser Region an die Entwicklung einer *Hernia lumbalis* zu denken haben. Mit hoher Wahrscheinlichkeit würde demgemäss in einem solchen Falle zu vermuthen sein, dass der *Latissimus dorsi* und der Rand des *Obliquus externus* auseinander weichend jene dem drängenden Eingeweide wenig widerstehende Lücke innerhalb der Bauchwand, den sogenannten *Triangulus Petiti* bilden, dessen Hinterwand nur aus dem *Obliquus internus,* der Aponeurose des *Transversus* und dem *Peritonaeum* sich zusammensetzt. Die Anfänge der Hernien bieten sehr oft das Phänomen flüchtiger *Points douloureux* aus rein mechanischen Gründen; das gedrückte und drückende Eingeweidestück bildet nicht allein eine subcutane Druckschmerzstelle im engeren Sinne, sondern verursacht auch einen neuralgischen Paroxysmus, wenn es, wie im *Canalis obturatorius*, einen Nervenstamm mechanisch lädirt. — Wenn nach grossen Strapazen Schmerzen in der Kreuzgegend auftreten, so ist die ganze Muskelmaasse des *Extensor dorsi communis* empfindlich. Indem dieser Muskel das Gleichgewicht während des Stehens und Gehens unterhält, und andererseits bei allen angestrengten Muskeln der Satz gilt, *ubi irritatio ibi affluxus*, so wird die Muskelmasse durch die sehr feste *Fascia lumbo-dorsalis* in dem Maasse zusammengepresst, als sie selbst — nicht eingeschlossen — nach langer Anstrengung einen grösseren Raum einnehmen würde. Die Nerven der Muskeln werden durch jede einzelne Contraction gedrückt und ausserdem mit zunehmender Dauer ihrer Thätigkeit steigend gepresst, wenn sie in starre Fascien eingeschlossen sind. Ja in einzelnen Gegenden, wie in der *Regio extensoria antibrachii* sind die Muskeln so fest von der Fascie umfasst, dass sie hernienartig hervorquellen, wenn die Fascie verletzt wird. Diese mechanische Deutung der Schmerzen des angestrengten Muskels erscheint mindestens ebenso annehmbar, als die, dass erst dann Schmerzen auftreten, wenn durch übermässige Arbeit der Muskel Einbussen in seiner Substanz, in seiner Masse erfährt. Möglicherweise, dass bald das mechanische, bald das chemische Moment, bald beide Momente in Geltung kommen. — In den vorhergehenden Fällen tritt die mechanische Ursache der subcutanen Druckschmerzstellen klar hervor, in anderen Fällen bedarf es der genauen Kenntniss der Eigenthümlichkeit des anatomischen Ortes, um auf die mechanische Ursache des *Point douloureux* zurückzuschliessen. — Der *Ramus suralis medius* des *Nervus tibialis posticus* geht an der Wade durch denselben Schlitz der *Fascia* zur Haut, durch welche die *Vena saphena parva* in die Tiefe dringt. Entartet die *Vena saphena parva* varikös an dieser Stelle, so vermag sie jedes Mal dann einen *Point douloureux* und eine „Neuralgie" zu erzeugen, wenn durch Stauung des rückläufigen Blutstromes oder durch Ueberfüllung der subcutanen Venen in Folge der durch Muskeldruck zusammengepressten tieferen Venen oder durch Untergang collateraler Bahnen in Folge von Gerinnungen der Seitendruck der Blutsäule und daher die Spannung der Venenwand eine gewisse Grenze übersteigt. Bei abgemagerten Individuen wird die Erweiterung der *Vena saphena parva* oft selbst nachzuweisen, bei fetten Individuen nur zu erschliessen sein. — Wirkt die mechanische Ursache in der Tiefe, so wird ihr Angriffspunkt am Lebenden nicht als *Point douloureux* zu constatiren, und gleichwohl doch eine „Neuralgie" vorhanden sein. Die Intercostalnerven liegen beispielsweise in der Breite zweier Querfinger am Vertebralende des Zwischenrippenraumes unbedeckt vom *Musculus intercostalis internus,* nur bedeckt von der *Fascia endothoracica* und *Pleura.* Verdickungen und narbenartige Schrumpfungen der *Pleura* nach *Pleuritis* verursachen durch Druck und Zerrung der Nerven jene begreiflich hartnäckigen „Intercostalneuralgien", welche, wenn sie der ebengenannten Ursache entstammen, keine *Points douloureux* zeigen können. Sind *Points douloureux* vorhanden, so handelt es sich um eine von der entzündeten *Pleura* eingeleitete *Neuritis descendens* oder um eine Complication.

Durch fettige und amyloide Entartung der Nieren, durch alle Erkrankungen derselben, welche mit Volumenzunahme verbunden sind, entstehen Schmerzensanfälle in der Bauchwand, welche sich in die Geschlechtstheile und Beine erstrecken können. Diese Schmerzensanfälle werden durch den Druck auf Nerven hervorgebracht, über welche die normale Niere, ohne sie mechanisch zu attaquiren, hinweggeht, zumal durch den Druck auf den vorderen Ast des zwölften Dorsalnerven und auf mehrere, sich in der Bauchwand verbreitende Zweige des *Plexus lumbalis.* Wenn keine Complication vorliegt, zeigen die von der Niere gedrückten Nerven ausserhalb des primären Krankheitsheerdes keine *Points douloureux.* Bei nicht zu dicker Bauchwand kann es jedoch versucht werden, unterhalb des Rippenbogens in der *Linea parasternalis* oder durch einen dicht oberhalb der zwölften Rippe nach innen und oben gerichteten tiefen Druck aus dem dauernden Krankheitsheerde einen momentanen Reizungsheerd zu machen.

Der mechanische Reiz greift also von aussen und von innen an; er setzt je nach der Dauer und Intensität seiner Einwirkung bald einen dauernden, bald einen nur flüchtigen Krankheitsheerd. Er verursacht weitaus am meisten nur einen Krankheitsheerd, weil er meist nur an einem Punkte angreift. Die Grösse dieses einen Krankheitsheerdes entspricht der Länge und Breite des mechanischen Reizes.

Ganz anders wirkt jener äussere Reiz, den wir hergebrachtermaassen den rheumatischen nennen und welcher zumeist an die atmosphärische Luft, seltener an das Wasser gebunden ist.

Die Luft mit ihren physikalischen Eigenschaften der Kälte, der Feuchtigkeit, des Bewegungszustandes führt ihren Stoss direct gegen die äusseren Bedeckungen und freien Schleimhäute. Sie wirkt um so sicherer als Krankheitsreiz, als die betroffene äussere Haut mit Schweiss bedeckt ist und einem ermüdeten Menschen angehört, die Haut sich also in gesteigerter Erregbarkeit befindet. — Hier interessiren uns in erster Linie die Wirkungen, welche die Luft oder das

Wasser durch Vermittlung der Haut an den subcutanen Geweben hervorbringen.

Die Luft trifft ihrer Natur nach meist eine grössere Körperoberfläche und verursacht, während sie die Haut intact lässt, unter der *Cutis* meist mehrere umschriebene Heerde krankhafter Reizung. — Die subcutanen Gewebe und Organe zeigen in demselben Maasse *Points douloureux,* als sie der durch Zug, Kälte, Nässe getroffenen allgemeinen Decke nahe liegen, oder zu ihr in einem ganz besonderen reflectorischen Verhältnisse stehen. Wird z. B. die vordere Brustwand getroffen, so entstehen bald Entzündungen der innerhalb des Brustkorbes gelegenen Organe, bald sowohl auf dem Brustbeine, als auch an der Musculatur der vorderen Brustwand — und das ist sehr bemerkenswerth — mehr oder weniger, grosse und kleine, intensive und schwache Druckschmerzstellen, welche also in begrenzten flüchtigen, leichten oder dauernden und intensiveren Entzündungen der Knochenhaut, der Muskeln bestehen. Nie habe ich durch den rheumatischen Reiz den ganzen *Pectoralis major,* nie das Periost des ganzen Brustbeines auf Druck schmerzhaft gefunden, — stets liessen sich an Muskeln, am Periost, wenn sie der äussere Reiz der Luft getroffen hatte, einzelne begrenzte Heerde localer Reizung nachweisen.

Was also am Periost, an den Muskeln die Regel ist, darf nicht räthselhaft an den Scheiden langgestreckter, peripherischer Nervenstämme sein, sobald sie von demselben rheumatischen Reize getroffen worden sind. An den Nerven finden wir, wenn sie den äusseren Stoss der atmosphärischen Luft zu ertragen hatten, der Regel nach Schmerzenspunkte und nur selten eine Schmerzenslinie.

Da die Luft mit breiter Fläche auftrifft, so müssen diese Heerdentzündungen dadurch entstehen, dass einzelne Theile mehr exponirt liegen oder mehr irritabel sind oder die äussere Haut in ungleicher Weise den erhaltenen Stoss, den empfangenen Reiz auf die unter ihr liegenden Theile überträgt. Dass wir den Modus des Zustandekommens dieser Heerdentzündungen nicht genauer kennen, ändert nichts an der Thatsache, dass sie in ihrer in Bezug auf den äusseren Reiz relativen Kleinheit existiren.

Je öfter nun ein durch Anstrengung schwitzender Körpertheil abwechselnd entblösst und bedeckt wird, um so mehr wird er von rheumatischen Affectionen betroffen. Der rheumatische Reiz verursacht nicht allein unmittelbar am gesunden Menschen Entzündungen, er veranlasst mittelbar auch dadurch Reizungsheerde, dass er die Localisirung, mindestens die gesteigerte Einwirkung, jedes im Kreislaufe circulirenden, Entzündung erregenden Principes herbeiführt. So existirt denn kein Körpertheil, welcher an seinen Nervenscheiden, Muskeln, an seinen den Gelenken vergleichbaren Augenhöhlen mit ihrem Inhalte, an seiner Knochenhaut, an der fibrösen Bindesubstanz der Suturen des oberen Schädels so zahlreiche, durch Erkältung unmittelbar verursachte oder mittelbar veranlasste *Points douloureux* böte, als der Kopf.

Der Umstand, dass der äussere rheumatische Reiz der Luft nicht allein Druckschmerzstellen unmittelbar verursacht, sondern auch die Localisirung oder gesteigerte Einwirkung jedes Reizes veranlasst, der im Kreislaufe circulirt und den Geweben einverleibt ist, erklärt die Thatsache, dass *Points douloureux* überaus häufiger an dem der Palpation zugänglichen oberflächlichen Theile der sensiblen Nervenstämme, als an dem tieferen Theile ihres Verlaufes und an dem centralen Nervensysteme etablirt werden.

Wenn Valleix in 112 Fällen von Neuralgien — einen Fall ausgenommen — *Points douloureux* wahrgenommen haben will, so beweisen seine Beobachtungen auch für den, welcher ihre Richtigkeit anzweifelt, mindestens, wie ausserordentlich oft circumscripte Reizungsheerde an sensiblen Nervenstämmen in demjenigen Theile ihres peripherischen Laufes entstehen, welcher unweit der äusseren Haut und somit der Palpation zugänglich gelegen ist, und wie relativ selten andererseits diejenigen Neuralgien sind, deren Krankheitsheerde in den tieferen, der Palpation nicht zugänglichen Theilen des Rumpfes und Kopfes zu suchen sind.

Die Luft wirkt, wie wir gesehen haben, durch ihre physikalischen Eigenschaften als äusserer Reiz auf die äussere Haut, und einzig und allein nur diejenigen pathologischen Wirkungen sind als rein rheumatische zu bezeichnen, welche durch den äusseren Stoss der atmosphärischen Luft oder des Wassers gegen die allgemeinen Bedeckungen und freiliegenden Schleimhäute nicht allein veranlasst, sondern auch, weil keine Prädisposition zu irgend einer anderen Erkrankung sich geltend macht, verursacht werden. Dieser Stoss ist um so sicherer ein Reiz, welcher Entzündung erregt, als die Luft mit bestimmten Qualitäten, der Feuchtigkeit, der Kälte, der Bewegung, also mit bestimmten physikalischen Qualitäten ausgestattet ist.

Die hierhergehörigen flüchtigen und dauernden, leichten und intensiven Entzündungen sind die reinen Nachwirkungen einer Schädlichkeit, welche in bestimmter Grösse auf einen gesunden Menschen einmal zur Einwirkung gekommen ist. War dieser äussere, eine Entzündung erregende Stoss einerseits von einer gewissen Grösse, und traf er andererseits gleichzeitig — sei es indirect durch die äussere

Haut, oder unmittelbar und direct durch die Inspiration — ein edles Organ, die Lungen, so ist es begreiflich, dass ein Krankheitsprocess erfolgt, welcher kritische Tage und einen gesetzmässigen Ablauf zeigt und deshalb zeigen kann und muss, weil unser Körper ein Mechanismus, ein gesetzlich geordnetes Ganze ist. Ein sogenannter Rückfall oder ein neuer Anfall wird, wenn der erste Stoss den Tod nicht herbeigeführt hat, sondern Genesung durch Ausgleichung der Störung erfolgt ist, nur dann eintreten können, wenn die äussere Luft einen neuen, zweiten Entzündung erregenden Stoss mit ihren physikalischen Eigenschaften gegen den Körper geführt hat. Diesen Stoss suchen wir mit Fug und Recht in der Reconvalescenz, in der Zeit des noch erregbaren Nervensystemes und eines gewissen *Collapsus* dadurch sorglich zu vermeiden, dass wir unsere Kranken warm einhüllen und in ihre Zimmer selbst bei milder Witterung verweisen, auf dass sie von der freien Luft ausserhalb der Wohnung nicht von Neuem geschädigt werden.

Wenn nun in Erwägung gezogen wird, dass flüchtige und dauernde Entzündungen entfernt von jener Stelle der äusseren Haut hervorgerufen werden können, auf welche die Erkältung eingewirkt hat, dass Entzündungen um so sicherer eintreten, je feuchter die betroffene Haut, je ermüdeter der betroffene Mensch, mit einem Worte: je erregbarer das peripherische und centrale Nervensystem ist, — wenn in Erwägung gezogen wird, wie ausserordentlich rasch die Entzündung dem rheumatischen äusseren Reize folgen kann, so ist es höcht wahrscheinlich, dass die sogenannte rheumatische Schädlichkeit, wenn sie mittelst der intacten Haut wirkt, ursprünglich rein reflectorischer Natur ist und nur durch die abnorm erregten Nerven der äusseren Haut vermittelt wird. Diese Annahme wird noch unterstützt durch die Thatsache, dass der Stoss der äusseren Luft selbst dann, wie der mechanische Reiz, Entzündung erregend ist, wenn er in örtlich sehr beschränkter Weise zur Einwirkung gelangt. So habe ich durch kalte Umschläge in einem Falle einen *Point douloureux* in der Schläfe, in einem anderen Falle Lähmung des *Rectus externus* des linken Auges entstehen sehen.

In den frischen rheumatischen Entzündungen der subcutanen Gewebe, in welchen der producirte Krankheitsheerd selbst noch nicht durch langes Bestehen secundär Inficirung der Blutmasse herbeigeführt haben kann, liegt ganz ebenso, wie in der unmittelbaren nächsten Nachwirkung einer Verletzung, mit höchster Wahrscheinlichkeit ein rein örtlicher Krankheitsheerd vor. Dieser Krankheitsheerd ist rein örtlich, weil er von reinem Blute umspült wird und nicht als Localisirung, als gesteigerte Ablagerung eines im Kreislaufe befindlichen, durch unterdrückte Hautthätigkeit retinirten Stoffes betrachtet werden darf.

Die rheumatischen Entzündungen der Nerven, Muskeln, Gelenke, Knochenhäute sind sicher in der ersten Zeit ihres Bestehens von reinem Blute umspült, sind nicht Localisirungen eines in den Körpersäften verbreiteten Stoffes aus den vorher angegebenen Gründen und auch deshalb, weil sie durch rein örtliche, der Antiphlogose angehörige Mittel, zumal wenn sie fieberlos sind, mit dem entschiedensten Erfolge bekämpft werden, weil sie ferner meist fieberlos sind oder nur bei einer gewissen Ausdehnung, Stärke, Dignität das Fieber selbst erregen, welches daher von ihnen abhängt und wahrhaft secundär ist.

Es giebt nun aber flüchtige und dauernde Entzündungen der Muskeln, Nerven, Knochenhäute, Gelenke, welche weder auf den mechanischen Reiz, noch auf das syphilitische Gift, noch auf die harnsaure Diathese, noch auf den äusseren rheumatischen Reiz ätiologisch zurückzuführen sind. Diese Entzündungen haben, selbst wenn sie mit Fieber verbunden sind, weder kritische Tage, noch einen gesetzmässigen Verlauf; sie treten bald höchst acut, bald acut, bald subacut, bald als flüchtige Reizung und zwar meist in durch freie Zeiten geschiedenen Anfällen auf; sie treffen oft gleichzeitig Organe, welche durch den äusseren rheumatischen Reiz dem Anscheine nach niemals angegriffen werden, z. B. die Milz, Schilddrüse, Leber. Diese flüchtigen und dauernden Entzündungen zeigen darin ihre völlige Abweichung, ihre Grundverschiedenheit von den rheumatischen Entzündungen der genannten Organe, dass sie ohne jede äussere unmittelbare Veranlassung, auch ohne den äusseren Stoss, welchen die atmosphärische Luft durch ihre physikalischen Qualitäten gegen die Haut führt, auftreten können, dass sie örtlichen Mitteln, der allgemeinen und örtlichen Antiphlogose nicht weichen und auffälligerweise weitere und um so zahlreichere Anfälle und Rückfälle machen, je peinlicher der Kranke, um sich vor vermeintlichen Erkältungen zu schützen, seine Wohnung hütet, oder richtiger, je mehr er unter den gewohnten örtlichen Bedingungen seines Aufenthaltes fortlebt.

Diese ganze Gattung von Entzündungen ist bald dem *Rheumatismus*, bald der Gicht, bald der *Syphilis* zugerechnet worden; sie nimmt jedoch — und das ist von fundamentaler Bedeutung — einen ungewöhnlich günstigen Verlauf, wenn die Kranken möglichst viel reine Luft, wenn es angeht, im Freien geniessen, wenn sie in einer hohen, trocknen, sonnigen Wohnung dauernden Aufenthalt nehmen und ihnen, wie zur Cur der *Intermittens*, methodisch Chinin gegeben wird.

Wie die fieberlosen rheumatischen Entzündungen der Muskeln und Nerven äussere Affectionen sind, welche äusseren Mitteln weichen, so sind die hierhergehörigen, nach Sitz und Symptomen völlig gleichartigen, doch ätiologisch verschiedenen Entzündungen der genannten Organe innerliche Affectionen, wie die der *Syphilis*, der Gicht, der Bleivergiftung, und weichen nur, wie diese, einer Allgemeinbehandlung. Der Tact bewährter Praktiker hat daher schon längst gewisse „Neuralgien" und „Muskelrheumatismen" ohne örtliche Behandlung gelassen und völlig dem natürlichen Ablaufe anheim gegeben, weil sie, ganz wie der sogen. „acute Gelenkrheumatismus", oft 4 bis 6, ja 8 Wochen dauerten oder häufig trotz aller Mittel chronisch wurden.

Das Räthsel dieser Affectionen, zu denen ausser den in No. 29 bis 33 der Berliner Klinischen Wochenschrift v. J. aufgezählten Krankheitszuständen, auch der *Morbus Basedow* und *Brightii* ätiologisch gehören können, erscheint durch die Annahme gelöst, dass die gewöhnliche Luft nicht allein durch ihre physikalischen Eigenschaften als äusserer Reiz, sondern durch chemische Qualitäten als innerer Reiz flüchtige und andauernde Entzündungen verursacht.

Diese chemischen Qualitäten sind ihrer näheren Natur nach unbekannt; sie sind überall vorhanden, wo Menschen und Thiere athmen und wohnen, wo Pflanzen und Thierkörper faulen und verwesen. Sie sind daher wohl Producte unvollkommener Verbrennung thierischer und pflanzlicher Stoffe; sie wohnen wegen ihres Ursprungs und wegen ihrer Schwere den höheren Luftregionen am wenigsten oder gar nicht bei, und sie kommen an lebenden Menschen natürlich nur dann zur Geltung, wenn die unreine Luft eingeathmet, das unreine Wasser getrunken wird.

Diese Producte unvollkommener Verbrennung werden unschädlich, sobald sie durch den Sauerstoff der Luft völlig oxydirt sind. Sie häufen sich daher um so mehr in der Atmosphäre an, je sumpfreicher, lichtleerer die Gegend ist, je mehr die Luft stagnirt, jemehr Menschen sich auf einem bestimmten Raume zusammendrängen, je unvollkommener die Abfälle und Abgänge entfernt werden, je frischer, feuchter, dunkler, enger die Wohnungen sind.

Unter den ebengenannten örtlichen Bedingungen unseres Aufenthaltsortes — den letzteren im weitesten Sinne genommen — bringt daher die eingeathmete Luft in unseren Kreislauf jene Zersetzungsstoffe absolut oder relativ zu den respiratorischen Bedingungen in so grosser Menge, dass sie nicht in dem Maasse, als sie aufgenommen, zersetzt, verbrannt oder ausgeschieden werden. Durch ihre zu grosse Anhäufung im Blute werden sie zum Gifte und, wie jeder andere innere Reiz, fähig, fast alle Organe, vor allen auch die subcutanen Organe und Gewebe zu reizen und bei starker Reizung seröse, serös-fibrinöse, selten eitrige und diphtheritische Entzündungen zu erzeugen.

Der unberechenbar verschiedene Verlauf der hierhergehörigen Entzündungen, welche, unabhängig von der anatomischen und chemischen Beschaffenheit des Exsudates, niemals rheumatischer, sondern stets septischer Natur sind, lässt jeden Beobachter fast seine eigenen, besonderen Erfahrungen machen; dieser scheinbar gesetz- und regellose Verlauf erklärt sich leicht aus der nach Zeit, Qualität und Maass äusserst variablen, unberechenbar verschiedenen Zufuhr jener Zersetzungsproducte der uns umgebenden Luft.

Wie bei den Gichtkranken ein auf harnsaurer Diathese beruhendes Unwohlsein vorausgeht, ehe sie durch Entzündungsanfälle von den im Körper angehäuften harnsauren Salzen befreit werden, so geht eine Periode fast latenter Vergiftung, eine verschieden gefärbte Störung des Allgemeinbefindens bei den von schlechter Luft Inficirten häufig voraus, bevor der Körper durch Entzündungs-, Blutungs-, Lähmungs-, Fieberanfälle von den aufgenommenen septischen Stoffen sich zu befreien und zu entladen beginnt. Man hat diese reinen, uncomplicirten Entzündungen zumeist rheumatische genannt, weil der äussere rheumatische Reiz ausserordentlich oft die latente Intoxication manifest macht; man hat also die unverkennbare Veranlassung zur Bedeutung der Krankheitsursache erhoben, weil das determinirende Moment unbekannt war. Diese Verwechselung ist für diejenigen Fälle fast gerechtfertigt, in welchen die Intoxication sicher latent geblieben wäre, wenn nicht der den Stoffwechsel entschieden herabsetzende äussere Reiz hinzugekommen wäre und die gehörige Zersetzung und Ausfuhr der septischen Stoffe verhindert hätte.

Gleich den an der Gicht Erkrankten sind die von *Sepsis* Betroffenen in den anfallsfreien Zeiten relativ wohl und arbeitsfähig, vor Allem befinden sie sich am wohlsten nach längerem Aufenthalte in freier reiner Luft. Verlässt der Kranke seinen Infectionsheerd, begiebt er sich dauernd in reine Luft, oder hört andererseits der bisherige Aufenthaltsort des Kranken auf, die septischen Stoffe in der bisherigen Menge zu produciren, so erfolgen je nach der Schwere der Intoxication so lange einfache oder mit Fieber complicirte Anfälle von Entzündungen, bis der Körper sich ganz von den septischen Stoffen entladen und befreit hat.

Das Fieber ist in diesen Fällen nicht, wie bei den rheumatischen

Entzündungen, abhängig von den örtlichen Entzündungsheerden, sondern der Coeffect der gemeinschaftlichen Ursache, der septischen Stoffe, so dass Fieber und Entzündungsheerde oft in einem grossen Missverhältnisse zu einander stehend angetroffen werden. Es hören also die Anfälle, weil *cessante causa cessat effectus,* ohne Arzneimittel auf, nachdem sie den Körper unversehrt gelassen, oder mit heilbaren, oder mit unheilbaren Krankheitszuständen ausgestattet haben. Zu letzteren gehören beispielsweise Klappenfehler des Herzens, Atrophie der Nerven, der Muskeln, der Nieren, Staphylom des *Bulbus,* hyaline Degenerationen etc. Diese Producte der Anfälle haben natürlich ihre selbständigen, oft tödtlichen Folgen.

Die Anfälle, welche noch eine Zeit lang nach dem Verlassen des Intoxicationsheerdes erfolgen, werden bei mehreren Krankheitsformen durch Chinin in Bezug auf ihre Zahl, Dauer, Schwere entschieden herabgesetzt und schliesslich sistirt. Die septischen Stoffe können also in vielen Fällen innerhalb des Blutes mit Erfolg angegriffen werden.

Nimmt der Kranke an seinem Aufenthaltsorte fort und fort die septischen Stoffe, also in unbeschränkter Weise auf, so versagt die bestmethodische Chinincur, weil das Chinin — über eine gewisse Zeit und Gabe hinaus gegeben — aufhört, heilkräftig zu sein. Das Mittel bewirkt Vieles, jedoch nicht Alles, es ist nicht im Stande, wie ein Ferment zu wirken und in kleinster Menge grösste Massen septischer Stoffe unschädlich zu machen, noch weniger vermag es, den Körper gegen stets neue gewaltige Zufuhren des Giftes immun zu machen.

Es ist daher ein verhängnissvoller Irrthum, die hierhergehörigen Kranken, um sie vor vermeintlicher Erkältung zu schützen, in ihre Wohnungen zu verweisen. Es ist nicht minder ein Irrthum, bei starker Intoxication aus der nicht sofort und auffällig eintretenden Wirksamkeit des Chinins auf die nicht septischen Stoffen entstammende Natur eines Processes zu schliessen, sobald der Inficirte überdies seinen bisherigen Aufenthaltsort nicht verlassen hat und in eine reine Atmosphäre nicht dauernd gesetzt worden ist. Es ist nicht minder ein Irrthum, bei höchster Intoxication und völliger Unwirksamkeit des Chinins den Schluss zu ziehen, dass schlechte Luft nicht die Ursache der Erkrankung ist; — möglicher Weise werden gewisse septische Stoffe durch Chinin überhaupt nicht zersetzt. —

Wie nun, um auf unser engeres Thema zurück zu kommen, ein Anfall von *Choreoiditis septica serosa* (Glaukom) kommt und aufhört, und völlig freie Zeiten zwischen sich lässt, wie diese Anfälle bald höchst acut, bald acut, bald subacut, bald als flüchtige Entzündung auftreten, ganz ebenso treten — entsprechend der äusserst variablen

Giftzufuhr — aus gleicher septischer Ursache an den Gelenken, Muskeln, Knochenhäuten, Nervenscheiden u. s. w. Anfälle von Entzündungen auf, welche nach Intensität, Dauer, Aufeinanderfolge äusserst verschieden sind.

Oertliche Mittel, wie die Iridektomie, der elektrische Strom, die DAVIE'sche Methode, das *Ferrum candens* können nur die Resorption des von einem Anfalle von Entzündung gesetzten Exsudates beschleunigen; sie sind daher nur Mittel, um die Nachwirkungen eines Anfalles zu bekämpfen; sie sind aber *a priori* und *a posteriori* nicht im Stande, einen neuen Entzündungsanfall zu verhindern, sobald seine Bedingungen im Blute und in der Atmosphäre des Kranken noch fortbestehen.

Die mit Producten unvollkommener Verbrennung pflanzlicher und thierischer Stoffe ausgestattete Luft ist nun derjenige innere Reiz, welcher mit dem zunehmenden Alter des Individuums und mit der zunehmenden Cultur eines Volkes zu einer immer mächtiger werdenden Krankheitsursache wird. Niemand kann sich der Einathmung jener Stoffe völlig entziehen, weil sie überall gegenwärtig sind; sie schädigen aber das hohe Alter am meisten, weil die Energie der Respiration und des Kreislaufes mit den zunehmenden Jahren immer mehr sinkt und der geschlossene Raum immer weniger verlassen wird. Jene septischen Stoffe verrathen ferner um so mehr ihre schädlichen Wirkungen, je dichter die Bevölkerung wird, je mehr sie sich in Städten anhäuft und je mehr der Aufenthalt in geschlossenen, tieferen Räumen zur Nothwendigkeit wird.

Die Stoffe, welche aus der Atmosphäre eingeathmet unter Anfällen von Fieber, Entzündungen, Blutungen, Lähmungen von dem lebendigen Körper überwunden und ausgestossen werden, sind nach ihren sinnfälligen, unmittelbaren Eigenschaften nicht bekannt, ebenso wenig können wir sie in der besonderen Blutbeschaffenheit, welche sie durch ihre Anhäufung herbeiführen, nachweisen; nichts desto weniger sind sie vorhanden, weil ihre Existenz mit zwingender Nothwendigkeit zu erschliessen ist. Sobald der gewöhnliche Stoffwechsel aus äusseren oder inneren Gründen unfähig wird, sie durch rasche Zersetzung und Ausscheidung unschädlich zu machen, so ist unser Körper ein entschiedenes Reagens auf das Vorhandensein derselben in der uns umgebenden Luft. Wenn jene Zersetzungsstoffe in sehr hohem Grade in der Atmosphäre vorhanden sind, so reagirt unser Körper unter den in der Vorrede aufgezählten Krankheitsformen. Wenn sie in mittelgrosser Quantität vorhanden sind, so reagirt der Körper unter unregelmässigen Anfällen von Fieber, von Blutungen, von Entzündungen der verschiedensten äusseren und inneren Organe. Wenn jene Zersetzungsstoffe in geringer Menge der Luft beigemengt werden, so bewirken sie unregelmässige Anfälle einzelner Fiebersymptome, ferner — je nach der Oertlichkeit der Reizung — von Schwindel, Kopfschmerz, Delirien, Krämpfen, Parese der unteren Extremitäten, von Verdunkelungen, Photopsien des Gesichtsfeldes, Druck und Schmerzen in den Augen, von Anschwellungen der Schild-, Brust- und Ohrspeicheldrüse, von Herzpalpitationen, Athemnoth, Ohnmacht; die septischen Stoffe verursachen schliesslich irreguläre Anfälle von *Status gastricus*, Diarrhoe, von Schmerzen in der Milz-, Magen-, Leber-, Kreuzgegend, von Albuminurie, von Schmerzen in den Muskeln, Gelenken, Nerven.

Die für unsere Sinne herrlichste Wohnung ist daher so lange schlecht, als sie eine der vielen Erscheinungsformen der *Sepsis* erzeugt, und selbst der Palast ist ein Giftheerd, sobald er zu früh bezogen oder schlecht ventilirt wird. —

Die Luft unserer Wohnungen oder unseres Wohnortes ist nun derjenige innere Reiz, der, sobald er in abgeschwächter Weise die subcutanen Gewebe trifft, sowohl an den Gelenken, Muskeln, als auch an den Knochenhäuten *Points douloureux* etablirt. Sie ist derjenige innere Reiz, welcher so ungeheuer häufig ist, weil schlechte Wohnungen zahllos sind. Sie ist derjenige innere Reiz, welcher eine latente Intoxication setzen kann und sehr häufig als sogenanntes prädisponirendes, besser determinirendes Moment erst dann einen Entzündungsheerd setzt, wenn die äussere, rheumatische Schädlichkeit als veranlassendes Moment vorausgegangen ist. Sie ist derjenige innere Reiz, welcher an den Nervenscheiden *Points douloureux* anfallsweise setzt, welche mit den neuralgischen Paroxysmen kommen und verschwinden, oder sie eine Zeit lang überdauern, um ohne Erkältung wiederzukehren. Sie ist derjenige innere Reiz, welcher äusserst heftige Schmerzen und Reflexbewegungen, also auch choreaartige Krämpfe erregt, weil er auch an dem peripherischen und centralen Nervensysteme Reizungsheerde anfallsweise und plötzlich etablirt und weil diese Entzündungsstösse nach dem allgemeinen Gesetze thierischer Erregung um so heftigere Wirkungen auf's Nervensystem ausüben müssen, um so plötzlicher sie eine Aenderung der Nervenmaterie bewirken.

Wie jede andauernde Muskelcontraction als eine tetanische zu betrachten ist, d. h. als eine Reihe von Zuckungen, welche durch eine Reihe schnell aufeinander folgender Reize ausgelöst werden, so besteht häufig eine dem Anscheine nach langdauernde continuirliche Entzündung — mag sie ihren Sitz an einem Gelenke, Muskel, an einer Knochenhaut oder Nervenscheide haben — sobald primäre *Sepsis* des

Blutes die Krankheitsursache ist, in Wahrheit aus einer Reihe von einzelnen Entzündungsstössen, deren Schmerzensparoxysmen nicht Zeit haben, auszuklingen, sondern so ineinander greifen, dass sie das falsche Bild nur eines Entzündungsstosses, nur eines langen Schmerzensparoxysmus vortäuschen.

Die genauere Beweisführung, dass die Luft, welche wir arglos einathmen, der Träger von Stoffen ist, welche, unabhängig von jeder Erkältung und ohne meist das uns sonst vorschwebende Bild der *Sepsis* zu bieten, Anfälle bald von Fieber, bald von Entzündungen, bald von Blutungen, bald von Lähmungen erregen, muss und soll einer grösseren Arbeit überlassen bleiben; hier galt es, etwas länger bei dieser Krankheitsursache zu verweilen, weil sie in Bezug auf die ihr hier zugeschriebenen Wirkungen die Anerkennung ihrer Existenz sich noch zu erringen haben wird. Mikroskopische und chemische Untersuchungen, pathologisch-anatomische Demonstrationen sind Hilfsmittel, welche zur Beweisführung der Existenz unserer Krankheitsursache völlig versagen. Sie ist kein Object unserer unbewaffneten und bewaffneten Sinne, sie ist lediglich zu folgern aus der Form, unter welcher ihre Wirkungen am lebenden Körper verlaufen, aus den äusseren örtlichen Bedingungen, unter welchen die hierhergehörigen Kranken erkrankt sind, aus den Mitteln, Verordnungen und Maassnahmen, unter welchen die Kranken der dem Stadium ihres Leidens nach möglichen Herstellung zugeführt werden.

Zu den inneren Reizen, welche *Points douloureux* verursachen, gehört ausserdem die Gicht und die *Syphilis;* die letztere ruft subcutane Druckschmerzstellen hervor, soweit sie *Ostitis* und *Periostitis* macht. Die gichtische, besser die harnsaure Diathese übergehe ich, weil meine eigenen Erfahrungen, denen das Vorhergehende zu Grunde liegt, in Bezug auf diese Krankheitsursache nicht gross sind. —

So haben wir die Reize kennen gelernt, welche bei dem Anscheine nach gesunden Menschen *Points douloureux* an der Gesammtheit der subcutanen Gewebe verursachen, und zwar zwei äussere Reize: den mechanischen und den rheumatischen Reiz, und vier innere Reize: den mechanischen Reiz, das syphilitische Gift, die harnsaure Diathese und vor Allem den septischen Reiz. — Andere Reize können wegen ihrer relativen Seltenheit hier übergangen werden. —

# II.

Der allgemeine Theil setzt uns in den Stand, die nachfolgenden Krankengeschichten möglichst kurz zu geben; er enthält zum Theil die Gründe, welche die diagnostischen Schlüsse und das therapeutische Verfahren rechtfertigen. Andererseits ist der allgemeine Theil aus den nachfolgenden Krankengeschichten abstrahirt, jedoch nicht aus diesen allein, es sind vielmehr überaus zahlreiche, durchaus gleichartige Krankheitsfälle hier nicht erwähnt. Ihre Erwähnung erschien überflüssig, weil sie nichts Besonderes beweisen. Ein Theil der Krankheitsfälle ist hier nur insoweit erwähnt, als sie für unser Thema Bedeutung haben und den Unterschied von *Sepsis* und *Rheumatismus* zeigen. In der die primäre *Sepsis* des Blutes behandelnden Arbeit sollen diese Krankheitsfälle vollständig erörtert werden. — Die antirheumatische und antiseptische Methode können im Nachfolgenden nur angedeutet werden.

1) Staatsanwalt K. hatte seit vielen Wochen das unerträglichste Gesichtsreissen. Die verschiedensten Medicamente hatte man nacheinander auf die ganze linke Gesichtshaut applicirt, sie halfen nichts, ebenso wenig konnten subcutane Morphiuminjectionen einen Nutzen bringen. *Points douloureux* der linken Gesichtshälfte fehlten und demgemäss lag eine primäre Entzündung der subcutanen Trigeminusäste des linken Gesichtes nirgends vor. Kein Symptom, kein Befund machte einen Krankheitsheerd wahrscheinlich, welcher an den tieferen, der Palpation nicht zugänglichen Theilen der schmerzenden Trigeminusäste gelegen hätte. Kein Symptom deutete also auf einen Krankheitsheerd innerhalb der Knochencanäle, an der Schädelbasis oder im Gehirne selbst. Die Gesichtsschmerzen waren daher fast mit Sicherheit irradiirt von einem noch aufzusuchenden, unbekannten Krankheitsheerde.

Das linke Auge war gesund, die linke Nasenhöhle für den eingeathmeten Luftstrom bequem durchgängig und daher eine Erkrankung des *Antrum Highmori* unwahrscheinlich. Die Zähne des linken Oberkiefers, dem Anscheine nach völlig gesund, hatten weder vor, noch während des Gesichtsreissens dem Kranken die geringsten Schmerzen bereitet. Auf Stoss und Anschlag mit einer Metallsonde, auf Anspritzen mit einem Strahle kalten Wassers waren jedoch zwei Backzähne des linken Oberkiefers empfindlich schmerzend; es waren daher Krankheitsheerde aufgefunden worden, von denen erfahrungsgemäss durch Mitempfindung Gesichtsschmerzen ausgehen. Andere Krankheitsheerde liessen sich nicht auffinden. Die Diagnose war daher: Erkrankung zweier Backzähne mit irradiirtem Gesichtsschmerz. Dem Kranken waren die Gesichtsschmerzen, dem Arzte die erkrankten Backzähne das Wesentliche. Die Extraction beider Backzähne beseitigte den Gesichtsschmerz mit einem Schlage und erhob die Diagnose aus dem Bereiche des Zweifels.

2) Herr Pickert in Soldin hatte seit Monaten Anfälle der heftigsten Schmerzen in der linken Gesichtshälfte. Subcutane *Points douloureux* fehlten, der Krankheitsheerd musste daher an den höheren, der Palpation nicht zugänglichen Theilen der schmerzenden Trigeminusäste oder in ihrer Nachbarschaft liegen und in letzterem Falle durch Irradiation Gesichtsschmerz verursachen.

Linkes Ohr und Auge ist gesund, die Zähne sind weder spontan, noch auf den mechanischen Reiz schmerzend. Das linke, jedoch nicht das rechte Nasenloch ist für den Luftstrom undurchgängig, — mit hoher Wahrscheinlichkeit stehen die Wände des geschlossenen linken *Sinus maxillaris* unter dem abnormen Drucke einer Eiteransammlung. Die hinteren Mahlzähne des linken Oberkiefers sind gesund, — die proponirte Extraction des vorletzten hinteren Mahlzahnes wird acceptirt; durch den in seine entleerte Alveole eingestossenen Troiquart wird die mit Eiter gefüllte Oberkieferhöhle entleert, der Gesichtsschmerz war und blieb verschwunden, indem durch tägliche von der Alveole aus unternommene Ausspritzungen eine neue Ansammlung so lange verhütet wurde, bis die chronische Entzündung der Highmorshöhle erloschen war.

3) Der Knabe C. H. aus Steglitz soll einen Rheumatismus des Kopfes haben. — *Points douloureux* fehlen, dagegen ist der linke *Bulbus* im Bereiche des ganzen Ciliarrandes der *Iris* auf Druck schmerzhaft, die *Iris* ist starr und grünlich entfärbt, das Linsensystem getrübt. In der vorderen Augenkammer liegt eine rothweisse Masse von der Grösse einer Linse, — in das Auge ist früher das Stück eines Zündhütchens eingedrungen. — Es besteht eine *Cyclitis traumatica.* Sollte die Extraction der getrübten Linse den fremden Körper nicht entfernen und den floriden Process nicht erlöschen machen, so wird nur durch die *Exstirpatio bulbi* das Kopfreissen beseitigt und die Integrität des rechten Auges gewahrt bleiben.

4) Herr Secretär N. in Soldin, bis dahin kerngesund, klagt seit drei Wochen nach den Strapazen einer Jagd nur über Schmerzen im rechten *Quadratus lumborum*, richtiger in der *Regio lumbalis lateralis externa dextra,* welchen später Schmerzen in der *Regio hypochondriaca dextra* sich zugesellten. — Beide Regionen sind von jedem abnormen objectiven Befunde frei und daher auch auf tiefen Druck nicht schmerzend. Die Schmerzen müssen irradiirt sein, wo liegt der Krankheitsheerd? — Die Untersuchung ergiebt am rechten Thorax durch Dämpfung des Percussionsschalles bei mangelndem *Fremitus pectoralis* eine *Pleuritis*, welche nahezu fierberlos und deshalb rheumatisch war, weil sie durch Erkältung eines gesunden, ermüdeten Mannes verursacht wurde. Am Tage der ersten Untersuchung, drei Wochen nach Eintritt der Lumbalschmerzen hatte die *Pleuritis* einen Erguss in die Pleurahöhle hinten rechts bis zur *Spina scapulae* und in der rechten Seitenwand von der siebenten bis zur fünften Rippe herbeigeführt. Als die lumbalen und hypochondrischen Schmerzen schon verschwunden, das Exsudat schon gefallen war, bestand noch Druckschmerz, Empfindlichkeit der rechten Seitenwand, ein Beweis, dass die Resorption stärker, wie die Production, dass der entzündliche Process in der rechten Brustwand noch nicht erloschen war.

5) Richter, Maurer, Kottbusserstrasse 22, 2 Treppen wohnend, stellt sich am 29. Mai 1867 zur Untersuchung vor; der überaus kräftige Mann hat auf dem

rechten Auge eine totale, auf dem linken Auge eine unvollständige Trübung des Linsensystemes. Seit Weihnachten 1866, also seit ungefähr fünf Monaten leidet er die Woche mehrere Male an Gesichts-, Zahn- und Ohrenreissen der rechten Kopfhälfte, welches bei seiner oft heftigen Intensität nach links übergreift, oft Tag und Nacht, hie und da eine Woche anhält, so dass er viele Nächte schlaflos und ausser dem Bette verbringen muss.

In der *Regio frontalis*, in der *Regio zygomatico-infraorbitalis*, *temporalis*, *mastoidea dextra* werden kleine *Points douloureux* aufgefunden, welche nach ihrer Oertlichkeit auf sensible Nerven zu beziehen sind. Zähne auf Anschlag nicht schmerzend, das Gehörorgan, die Oberkieferhöhlen dem Anscheine nach gesund. Die Trübung des Linsensystemes beider Augen ist ohne entzündliche Reizung hervorgebracht, weil die einfach septische Aderhautentzündung, zu welcher das Glaukom und eine Form der progressiven Myopie gehört, in deren Begleitung nach einer gewissen Zahl von Anfällen oft Katarakt beobachtet wird, von welcher erfahrungsgemäss durch Mitempfindung Gesichtsschmerz erregt wird, zu keiner Zeit vorhanden war. Die reissenden Schmerzen des Patienten sind also nicht durch Mitempfindung von den Zähnen, Oberkieferhöhlen, Augen, Ohren aus entstanden; sie sind vielmehr Symptome jener Entzündungsheerde, welche unter dem Bilde von *Points douloureux* an den Zweigen des ersten und zweiten Astes des rechten *Trigeminus*, am rechten *Auricularis magnus* zu constatiren sind. Da Richter sonst kerngesund sein will, kein Organ als krank sich constatiren lässt, so sind sie *Points douloureux* durch den äusseren, also rheumatischen und nicht durch den septischen oder inneren Reiz der Luft hervorgebracht, d. h. veranlasst und verursacht. Die *Points douloureux* Richter's sind daher als wenig umfängliche, äusserliche, rein örtliche Krankheitsheerde nur örtlich zu behandeln. — Alle Druckschmerzstellen werden in einer Sitzung genau ihrer Ausdehnung entsprechend mit *Collodium cantharidatum* bestrichen. Nach Application dieses Mittels erfahren die Schmerzen nach Zeit und Maass eine erhebliche Abnahme.

Am 5. Juni wird constatirt, erstens dass das *Collodium cantharidatum* an den früher bepinselten Stellen epispastisch eingewirkt hat, — nach dem Berichte des Kranken und weil sechs Tage nach der Anwendung des genannten Mittels die Hautstellen noch schwach geröthet sind, — und zweitens wird festgestellt, dass die *Points douloureux* nur mit erheblich herabgesetzter Intensität noch vorhanden sind. — Die zweite Einpinselung am 5. Juni beseitigt die *Points douloureux* mit ihren Symptomen völlig. — Bis zum heutigen Tage, über 1½ Jahre hinaus, sind die Druckschmerzstellen und ihre Folgen nicht wiedergekehrt. Im October 1867 wurde er von Böhm durch den Lappenschnitt mit vollem Erfolge operirt, er braucht Convex 3 für die Nähe, Convex 5 für die Ferne.

6) Wales zeigte in der Böhm'schen Poliklinik eine seröse *Conjunctivitis*, klagte ausserdem über abwechselnd in beiden Hälften der *Regio cranii fornicata* Nachmittags gegen 4 Uhr auftretendes und bis Abends 9 Uhr anhaltendes Reissen. Die reissenden Schmerzen bestanden schon seit mehreren Wochen, seit 3 Wochen hatte sich den Schmerzen ein unwillkürliches Zucken der Augenlider, also ein mässiger klonischer Krampf der *Orbiculares* zugesellt, welcher ihn arbeitsunfähig machte.

Am *Foramen* jedes *Margo supraorbitalis*, am vorderen unteren Theile der Schläfe, vor und hinter den Ohren, hinter beiden *Processus mastoidei*, in der *Regio occipitalis* neben der *Fovea nuchae* beiderseits oder genauer an der Grenze des inneren und mittleren Drittels des Abstandes zwischen der *Protuberantia occipitalis externa* und dem hinteren Umfange der Ohrmuschel fanden sich *Points douloureux.* Es waren also die *Nervi supraorbitales*, die *Rami temporales* der *Nervi subcutanei malae*, die *Rami temporales* der *Nervi auriculo-temporales*, die *Auriculares magni*, *Occipitales minores* und *majores* an den obengenannten Stellen entzündet.

Die *Points douloureux* der Schläfe konnten nicht auf die Musculatur bezogen werden, weil die Kaubewegungen schmerzlos waren, ebenso wenig auf die *Nervi temporales profundi*, weil diese nur motorisch sind. Der *Nervus supraorbitalis* war beiderseits auf mässigen Druck sehr schmerzhaft, also stark entzündet, so dass es begreiflich war, wie seine Erregung sich in den *Musculus orbicularis* entlud. — *Collodium cantharidatum*, nur einmal eingepinselt, beseitigte die *Points douloureux* und die von denselben abhängigen reissenden Schmerzen und unwillkürlichen Bewegungen der Augenlider. Da der Erfolg dauernd, Wales kerngesund war, so war die rheumatische Ursache zweifellos. Diese rheumatische Ursache wurde sofort angenommen, weil Wales auch objectiv keine weiteren Krankheitserscheinungen bot. Die physikalische Untersuchung war sehr genau, weil der angeblich stets gegen 4 Uhr Nachmittags eintretende Schmerz eine Thatsache war, welche gebot, die Luft auch als inneren, also septischen Reiz in diesem Falle in Erwägung zu ziehen. Die *Conjunctivitis* war ihres serösen Secretes wegen nicht beweisend für die Ursache, sie konnte rheumatischer, septischer, scrophulöser Natur sein.

7) Eigenthümer Riebe in Liebenfelde, ein kerngesunder, junger Mann, erhält Nachmittags 5 Uhr starken Frost, der mehrere Stunden anhält; in der nächsten Nacht folgen Brustbeklemmung, Husten, Stiche in der rechten Brustwand bei Husten und tiefer Einathmung. — Fünf Uhr früh des anderen Tages, also 12 Stunden nach Beginn der Krankheit hatte der Kranke 108 etwas gespannte Pulse und die anderen Symptome des Fiebers. — Wegen rostfarbener, zäher, klebriger *Sputa*, und wegen feinblasigen Rasselns am hinteren, unteren Theile des rechten *Thorax* bestand eine Pneumonie, und weil eine fast Handteller grosse Stelle der seitlichen Brustwand oberhalb der 8. Rippe auf Druck in die Intercostalräume schmerzhaft war und ausserdem trockenen Husten erregte, so bestand keine Entzündung der Intercostalmuskeln, sondern eine *Pleuritis.* Die Pneumonie und die *Pleuritis* waren so umfänglich, dass sie Fieber erregten; eine räumlich sehr geringfügige rheumatische Lungenentzündung erregt kein Fieber. — Weil die Krankheit rheumatisch und der Patient kräftig war, so war die allgemeine und örtliche Antiphlogose gerechtfertigt: sofort Aderlass von 8 Unzen und sodann 10 kleine blutige Schröpfköpfe unmittelbar auf den durch Dinte umschriebenen empfindlichen Theil der Brustwand. Gleich nach der Blutentziehung starker Schweiss, welcher fortdauert; also noch am ersten Krankheitstage Beginn der Krisis. — Am dritten Tage nach Beginn der Krankheit, also nach dem Eintreten des Frostes: Urin gelb, kein Fieber, kein Seitenschmerz, grauweisser Auswurf, 48 Pulse – es war *Digitalis* gebraucht worden. Riebe war und blieb so wohl, dass er das Bett am 3. Krankheitstage dauernd verlassen konnte.

8) Ein 18jähriger, nie syphilitischer Mensch Soldins klagte seit mehreren Tagen über sehr heftiges Gliederreissen, so dass er nicht das Bett verlassen konnte. Er wohnte in schlechter Wohnung, war beim Besuche fieberlos, hatte reine Zunge und gelben Urin. Die Muskeln, Gelenke, Nerven, Knochen der Arme und Beine waren auf Druck nirgends schmerzhaft, sie waren auch dann an keiner Stelle

schmerzhaft, wenn der Kranke die heftigsten Schmerzen in den Gliedern empfand. Es waren daher nicht einmal flüchtige Entzündungen in den Gliedmaassen vorhanden, so dass die Schmerzen excentrisch oder irradiirt sein mussten. Der Patient hatte schon längere Zeit Anfälle von Frost, Hitze, Schweiss, welche gegen Abend eintraten. Während des Fiebers sollen die Gliederschmerzen bald vorhanden, bald nicht vorhanden sein. Wenn Fieber und Schmerzen gleichzeitig vorhanden sind, so sollen sie in keinem geraden Verhältnisse zueinander stehen. Es gab Zeiten, wo weder Fieber noch Schmerzen vorhanden waren. Während der Schmerzen war die Wirbelsäule nicht nachweisbar schmerzhaft; wegen der Starrheit der Wandungen der *Columna vertebralis* dürfen wir auf Abwesenheit eines Reizungsheerdes sensibler Theile innerhalb der Wirbelsäule nicht schliessen, wenn Druck auf die Dornfortsätze nicht schmerzhaft ist. Weil das Gliederreissen auch ohne einen Fieberanfall eintrat, so war es höchst unwahrscheinlich, dass die Schmerzen durch den Druck der im Froststadium zu sehr angefüllten Blutleiter entstanden. Zu sehr angefüllte, spinale Blutleiter vermögen vielleicht ihre *Nervi sinuvertebrales*, welche aus dem *Truncus communis* der Spinalnerven entspringend zum Theil sensibler Natur sind und durch die *Foramina intervertebralia* eintreten, schmerzhaft zu erregen. Wenn schon bei Schmerzen in beiden Beinen ohne nachweisbare Krankheitsheerde derselben, also auch ohne vorhandene *Points douloureux* eine Affection des Inhalts der Spinalaxe vorausgesetzt wird, so muss mit doppelt grösserem Rechte diese Affection vorausgesetzt werden, wenn der Kopf frei ist und ausser beiden Beinen auch beide Arme ohne örtliche Erkrankung derselben von Schmerzen betroffen werden. Weil bei unserem Patienten schmerzensfreie Zeiten vorhanden waren und ein dauernder Krankheitsheerd nicht nachzuweisen war, so bestand während der Schmerzen höchst wahrscheinlich eine *Phlogosis intraspinalis fugax*. Weil Anfälle von Gliederreissen sehr oft einer intraspinalen Affection vorhergehen und sie begleiten, weil es eine *Tabes dorsualis* giebt, welche durch septische Entzündungsstösse schliesslich herbeigeführt wird, also auf *Meningitis* oder *Myelitis spinalis septica* zurückzuführen ist, weil Fieberanfälle vorhanden waren, welche von den Schmerzen und von einer rheumatischen Ursache unabhängig eintraten, weil reine Luft und Chinin den Kranken rasch herstellten, so waren die flüchtigen Entzündungen, wie das Fieber selbst nicht rheumatischer, sonderen septischer Natur.

9) Herr Kaufmann N., gegen 50 Jahre alt, hatte vor 20 Jahren 4 Wochen lang eine Gonorrhoe und vor Ende derselben eine Entzündung beider *Testes*, welche nach 4 Wochen beseitigt war. *Syphilis* war nie vorhanden; Excesse *in Venere*, auffällige Erkältungen fanden niemals statt. — Vor 6 Jahren begannen die sonst dichten Haare auszufallen, das Aussehen wurde schlechter, die Zähne gingen verloren, Gesicht und Gehör nahmen ab. Ohrensausen stellte sich ein, vor Allem traten Abends gegen 8 oder 9 Uhr heftige, oft unerträgliche Schmerzen in den Seiten des unteren Rumpfes, in den Schulterblätteren, vor Allem in den unteren Extremitäten ein. Diese Schmerzen verschlimmerten sich in der Nacht, hielten an trotz Unbeweglichkeit der scheinbar afficirten Glieder; sie wurden durch Morphiuminjectionen nicht gelindert und verloren sich erst gegen Morgen meist unter gelindem Schweisse. Zur Zeit der heftigsten Schmerzen verlässt der Kranke sein Bett; auf der Reise und im Freien will er von Schmerzen frei sein. Fast gleichzeitig mit den Schmerzensanfällen stellte sich auf dem Brustbeine und auf der äusseren Seite des rechten Unterarmes ein rother, nicht juckender Ausschlag ein, der unregelmässige, leicht schuppende Flecken bildet, keinen kupfrigen Hof und keine

Tendenz zum Ulceriren zeigt. Trotzdem dass seit 6 Jahren die Schmerzensanfälle heftiger und häufiger geworden sind und in den langen Knochen, in der Dicke der Muskeln und in den Gelenken beider Beine selbst bei Tage gewüthet haben, sind längere Zeiten vorhanden, in welchen der Patient nicht allein von Lähmung und Schwäche der Beine, von Schmerzen völlig frei ist, sondern auch nach jeder Richtung hin sich durchaus wohl befindet.

*Status praesens* im August 1867: Die Augenbindehaut ist beiderseits injicirt, die Pupillen sind nicht ungleich und reagiren normal. Der Augengrund ist nicht unklar, jedoch zeigt er auch nicht die Klarheit des Bergkrystalles, wie sie bei der sehnigen Atrophie der Sehnerven wahrzunehmen ist. Das Sehvermögen hat abgenommen; links liest er Jäger 8 mit Mühe, rechts Jäger 3 mit Mühe. Diese Sehschwäche beruht höchst wahrscheinlich auf leichter, seröser Aderhautentzündung, weil die Medien nicht unklar, der Sehnerv intact ist und durch Convexgläser die Sehschärfe nur insoweit gebessert wird, als durch dieselben die Gegenstände vergrössert werden. Dem Auge fehlt die Ausdauer für das in der Nähe mögliche Lesen mit und ohne Brille. Die Milz ist etwas vergrössert, die Nervenstämme, Muskeln, Gelenke der Beine sind auf Druck nirgends schmerzhaft, auch nicht in den Zeiten seiner subjectiven Schmerzen. Drei Lumbalwirbel sind auf Druck schmerzhaft auch in den schmerzensfreien Zeiten; am Rumpfe persistiren zwei grössere Hautstellen im Zustande der Hyperalgesie. Das Leiden begann in einer Wohnung des mittleren Theiles Berlins, Patient bezog sodann die Parterre-Wohnung seines ganz neuen Hauses, und benutzte zum Schlafen ein einfenstriges, nach dem Hofe belegenes Zimmer. Alle Beobachter dieses Falles sind darüber einig, dass das Leiden intraspinal ist. — Welches Gewebe ist der Angriffspunkt des in unregelmässigen Perioden aufblitzenden Reizes? Die *Dura mater spinalis* ist ohne Spur von Nerven, sie muss also ausgeschlossen werden. Entweder ist es die Wirbelsubstanz selbst, in deren Poren die sensiblen *Nervi sinuvertebrales* eintreten, oder es ist die nervenreiche subspinale Zellstoffhülle, welche zwischen innerem Periost und *Dura mater* gelegen ist und durch ihren Reichthum an *Nervi sinuvertebrales* bei Eröffnung des Wirbelcanales sehr schmerzhaft ist, oder es ist die nervenreiche *Pia mater spinalis*, oder endlich es ist das hintere Mark, zumal die Hinterstränge. Die Persistenz der cutanen Hyperalgesien und die Schmerzhaftigkeit der Wirbel beweisen, dass ein von den Stössen des erregenden Reizes unabhängiger Krankheitsheerd bereits sich gebildet hat.

Für *Carcinoma*, *Caries* der Wirbel, eitrige *Peripachymeningitis* bietet die Untersuchung der Wirbelsäule nicht den geringsten Anhalt. Die Krankheit begann unter dem Bilde einer Intoxication und ist höchst wahrscheinlich septischer Natur. Diese Annahme erklärt alle Erscheinungen, auch das Vorhandensein der *Psoriasis*. — Jodkali, der constante Strom, eine Kaltwassercur, Teplitz, Aachen, Wildbad, Chinin, Arsenik haben die Zunahme des Leidens nicht gehindert. Den Patienten lernte ich in Vertretung des Professor Henoch kennen.

10) Rechtsanwalt N., 34 Jahre alt, klagte 1859 über atypische Anfälle furchtbarer Kopfschmerzen, welche sich mit einer an Lähmung grenzenden Schwäche beider Beine verbanden. Jedem Anfalle, der 1—2 Tage dauert, folgen zuweilen mehrere Wochen völligen Wohlseins mit der Fähigkeit 1—2 Meilen an einem Tage zu gehen. — Der Patient hatte fast ein halbes Jahr von einem jener Aerzte, welche Ludwig in der ersten Ausgabe seiner Physiologie an die Spitze der deutschen Medicin gestellt hat, Strychnin erhalten, so dass eine mindestens temporäre Affection des Rückenmarks zweifellos war. Später hatte ein anderer Arzt dem bleichen,

abgemagerten Manne Eisen gebrauchen lassen. Die Anfälle kamen gleichwohl schwerer und häufiger. Im Anfalle wälzte Patient den Kopf unter lauten Klagen auf seinem Lager unaufhörlich rechts und links, *Points douloureux* waren nicht vorhanden, die Arme konnten mit Leichtigkeit, die Beine fast gar nicht bewegt werden. Der Anfall hatte mit mässigem Frost begonnen, es bestand eine geringe Temperaturerhöhung und eine Milzvergrösserung bis zur siebenten Rippe. Weil das Fieber sehr gering war, so konnten die intracerebralen Kopfschmerzen unmöglich von der objectiv erhöheten Körpertemperatur herstammen. Jeder Anfall schien als *Phlogosis fugax* das vordere Mark des Lumbaltheiles des Rückenmarkes zu treffen. Die septische Natur des Leidens war zweifellos, die Erkenntniss seiner Natur gab in 2—3 Monaten Heilung, welche sich bis 1869 erhalten hat. Ohne diese Erkenntniss wäre *Tabes dorsualis* sicher eingetreten, der in diesem besonderen Falle höchst wahrscheinlich Amaurose durch Entzündung der Sehnerven sich zugesellt hätte.

11) Herr K. in Soldin, 44 Jahre alt, erhält, nachdem er einige Wochen hindurch an abortiven Fieberanfällen gelitten hat, plötzlich Angst, Lähmung des rechten Armes mit heftigen Schmerzen im rechten Arme und im rechten Beine. Der Anfall verliert sich spurlos ohne ärztliches Zuthun, wiederholt sich jedoch noch zwei Mal an demselben Tage, so dass ich wegen eines „Schlaganfalles" schleunigst geholt wurde. Der rechte Arm konnte nicht gehoben werden, derselbe war im Vereine mit dem rechten Beine während des Anfalles und nach dem Anfalle an keiner Stelle auf Druck schmerzhaft. Im Arme und Beine bestanden daher nicht einmal flüchtige Entzündungen, der Krankheitsheerd musste höher liegen, die Schmerzen im rechten Arme und im rechten Beine waren excentrische. Es bestand höchst wahrscheinlich eine umschriebene linksseitige *Encephalitis fugax*, deren Stösse noch keinen selbständigen örtlichen Krankheitsheerd, welcher von der erregenden Ursache unabhängig und daher dauernd geworden war, gesetzt hatten. Dieser flüchtige intracerebrale Reizungsheerd war zweifellos septischer und nicht rheumatischer Natur, weil gerade die septischen Entzündungen dadurch ausgezeichnet sind, dass sie in einer Reihe aus inneren Gründen erfolgender, durch freie Zeiten geschiedener Anfälle auftreten und weil vor Allem die Wiederkehr der Anfälle des Kranken durch reine Luft und Chinin verhindert wurde.

12) Herr Militz, ein junger Schuhmachermeister in Soldin, hat plötzlich entsetzliche Schmerzen im Kreuze, vor Allem in der *Regio iliaca dextra*, so dass er laut aufschreit; er vermag nur mit Schmerz den rechten Schenkel anzuziehen, also den *Ileopsoas* in Action zu setzen. Der Gedanke an umschriebene *Peritonitis* durch Perforation des *Processus vermiformis* musste aufgegeben werden, weil die *Regio ileo-coecalis dextra* auf Druck nicht schmerzhaft, nicht gedämpften Percussionsschalles war und ausserdem Stuhlverstopfung, Spannung der Bauchdecken, Erbrechen nicht zu constatiren waren. Nach einiger Zeit völliger Ruhe und völligen Wohlseins trat bei dauerndem Aufenthalte im Bette unter Frost, Hitze und Schweiss derselbe Symptomencomplex von Neuem ein. — Möglichst reine Luft und Chinin schwächten den dritten und verhüteten den vierten Anfall, es hatte eine *Phlogosis septica fugax* bestanden, deren näherer Sitz nur zu vermuthen war.

13) Herr Kaufmann W., aus Bromberg, war wegen Gliederreissens an chronischem Muskelrheumatismus seit mehreren Jahren vergeblich behandelt und zuletzt nach Warmbrunn geschickt worden, ohne Besserung gefunden zu haben. — Waren die Muskeln in der That der Sitz der Krankheit, so mussten dieselben

mindestens während der Schmerzen auf mässigen Druck empfindliche Stellen darbieten und in der Freiheit ihrer Contractionen behindert sein. Während der reissenden Gliederschmerzen liessen sich nun weder an den sensiblen Nerven, noch an den Muskeln der Gliedmaassen *Points douloureux*, geschweige denn intumescirte, abnorm geröthete und heisse Stellen auffinden, so dass überhaupt keine Muskelaffection bestand. Da *Syphilis*, welche Gliederreissen bewirkt, auszuschliessen war, aus inneren Gründen seit Jahren Fröste und Schweisse auftraten und eine Milzvergrösserung durch Percussion sich constatiren liess, so war das Leiden nicht rheumatischer, sondern septischer Natur. Die Beseitigung des Leidens durch die antiseptische Methode hat sich vom Herbst 1867 bis Februar 1869 erhalten.

14) Herr Bötticher, in Staffelde bei Soldin, hatte seit etwa zehn Jahren Anfälle der furchtbarsten Hinterkopfschmerzen; diese Anfälle sind nicht typisch, setzen Wochen, hie und da Monate aus. Keine Cur hat die Wiederkehr des Anfalles zu verhüten vermocht. Beim Beginne des Anfalles sucht er ein entlegenes Zimmer auf, welches nach Möglichkeit vor Licht und Schall bewahrt wird, seine Angehörigen entfernen alle Werkzeuge, mit welchen der sonst besonnene, überaus willens- und körperkräftige Mann eine That der Verzweiflung in früheren Anfällen hat begehen wollen. Sein Geschrei wird ausserhalb seines Hauses vernommen, kein Mittel, kein Opiat vermag den Zustand erträglich zu machen, er ist während des mehrtägigen Anfalles ein Gegenstand grösster Theilnahme für den ganzen Ort. Vor seiner Krankheit vermochte er mit Behagen in einem Tage 8—10 Glas baierschen Bieres zu trinken, seit mehreren Jahren muss er sich des baierschen Bieres ganz enthalten, wenn nicht der gefürchtete Anfall hervorgerufen werden soll. Im Jahre 1854 sah ich den Kranken in der anfallsfreien Zeit, untersuchte nur den Kopf und fand die *Occipitales majores* und *minores*, die ganze Nacken- und Hinterhauptsgegend durchaus normal, — also auch nicht auf Druck schmerzhaft. Ich verlangte im Paroxysmus selbst ihn untersuchen zu können. Beim nächsten Anfalle nun war der linke *Occipitalis major* auf Druck äusserst schmerzhaft, der *Point douloureux* war der *Fovea nuchae* sehr nahe gerückt, es war also die Durchtrittsstelle des *Nervus occipitalis major* in der von der Norm hie und da abweichenden Weise gelegen. Ein Theil der linken Nacken- und Halshaut war im Zustande der Hyperalgesie. Contractur der Nackenmusculatur war nicht vorhanden, allein es fand sich aus inneren Gründen gleichzeitig der Symptomencomplex des Fiebers vor, Temperatursteigerung, Pulsbeschleunigung, vermehrte Athemzüge, gerötheter Urin, Durst, profuser Schweiss, während gleichzeitig unter schwacher Bedeckung, im kühlen Zimmer der Kranke nur leichte Flüssigkeiten zu sich genommen hatte. Die Untersuchung zeigte Milzdämpfung bis zur siebenten Rippe und bis zum Rande der kurzen Rippen. Fieber, Milzanschwellung und die flüchtige Entzündung des linken *Occipitalis major* waren Coeffecte nur einer Ursache, der primären *Sepsis* seines Blutes. Das Fieber konnte nicht Folge des entzündeten *Occipitalis major* sein, weil selbst die gleichzeitige Entzündung der beiden stärksten fast kleinfingerdicken Nerven, der *Ischiadici*, fieberlos zu beobachten ist. Die Entzündung des *Occipitalis major* war flüchtig, weil der entzündungserregende Stoss der septischen Stoffe bei aller Intensität des subjectiven Schmerzes so kurz andauernd und so wenig nachhaltig war, dass kein selbständiger Entzündungsheerd am *Occipitalis major* sich dauernd etablirte, denn mehrere Tage nach Beendigung des Anfalles war die Hyperalgesie der Nacken- und Halshaut verschwunden, der *Occipitalis major* auf Druck nicht

mehr schmerzhaft, folglich auch nicht mehr entzündet. — Herstellung konnte dem Kranken sofort versprochen werden, die er auch durch möglichst reine Luft und Chinin völlig und in der Art gefunden hat, dass er sich dem vollen materiellen Lebensgenusse *in cerevisia* wieder hingeben konnte. — Der Fall Wales zeigte eine rheumatische *Neuritis*, deren Schmerzen typisch auftraten, und der Fall Bötticher zeigt andererseits eine septische *Neuritis*, welche atypisch wiederkehrte und deren Wiederkehr trotz zehnjährigen Bestehens durch reine Luft und Chinin verhütet wurde.

15) Bohlschau, Neue Grünstrasse 38 früher, jetzt Commandantenstrasse 38 drei Treppen wohnend, stellte sich am 2. Juli 1867 wegen eines klonischen Gesichtskrampfes vor, welcher zumeist den *Orbicularis* und *Frontalis* der linken Seite befallen hat, oft die ganze linke Gesichtshälfte einnimmt und nicht allein das linke Auge gewaltsam schliesst, sondern auch hie und da durch den *Quadratus* und *Triangularis superior*, durch den *Zygomaticus* Mund und Nase nach links verzieht. — Vor zehn Jahren arbeitete der bis dahin kerngesunde Mann eines Tages mit stark schwitzendem Körper im Zuge und erhielt am nächsten Tage den noch heute bestehenden Krampf der linken Gesichtshälfte. Im Jahre 1857 ist er im Beginne seines Leidens vier Wochen ohne Behandlung geblieben; als eine Naturheilung nicht erfolgen wollte, will er von einem berühmten Arzte in folgender Weise behandelt worden sein: Drei Wochen hindurch wurde täglich hinter dem linken Ohre in eine durch eine spanische Fliege wund gemachte Stelle ein weisses Pulver eingestreut, es stellte sich Doppeltsehen, Erweiterung der Pupille des linken Auges und gleichzeitig völliger Nachlass des Gesichtskrampfes ein, — das Einstreuen des Pulvers — wohl *Strychninum nitricum* — wurde ausgesetzt. Nach einigen Tagen stellten sich die Gesichtskrämpfe wieder ein und das obige Verfahren wurde in der früheren Weise wieder aufgenommen mit dem Erfolge, dass schon nach 14 Tagen Doppeltsehen, Erweiterung der linken Pupille und Aufhören des Gesichtskrampfes eintrat. Die Einstreuungen wurden zum zweiten Male ausgesetzt. Nach einigen Tagen stellten sich die Gesichtskrämpfe wieder ein und die täglichen Einstreuungen geschahen zum dritten Male; es traten nun schon nach achttägigen Einstreuungen Doppeltsehen, Erweiterung der linken Pupille und Ruhe in der linken Gesichtshälfte ein. Nach dem Aussetzen der Einstreuungen verlor sich die Erweiterung der linken Pupille und das Doppeltsehen, während die Gesichtskrämpfe sehr rasch wiederkehrten. — Wie weit diese Angaben genau sind, ist hier zu beurtheilen unmöglich, er betrachtete sich nach dem Fehlschlagen obiger Curversuche für unheilbar.

Der Gesichtskrampf hat in den zehn Jahren seines Bestehens nicht einen Tag völlig ausgesetzt, er war zu verschiedenen Tageszeiten verschieden stark, oft hielt er Stunden lang ununterbrochen an. Das Leiden nahm im Laufe der Jahre an Intensität zu. Bohlschau war Silberarbeiter und bedurfte zum Löthen beim Feuer eines völlig sicheren Blickes. Das linke Auge schloss sich immer mehr und ging schliesslich beim Löthen völlig zu, so dass er genöthigt war, vor zwei Jahren — also im Jahre 1865 — sein Geschäft ganz aufzugeben. Der Ruf Griesinger's veranlasste ihn, einer neuen Cur sich zu unterwerfen: er musste eine Belladonnasalbe in den inneren Winkel des linken Auges einreiben, dann wurde er sechs Wochen elektrisirt, die ersten drei Wochen einen um den anderen Tag, hernach zwei Mal die Woche; der eine Kolben wurde hinter das linke Ohr, der andere in die Umgebung des linken Auges angesetzt. Ein Erfolg wurde nicht erzielt. — Die bisherigen therapeutischen Verfahren fussten wohl auf der Annahme, dass der *Facialis* in irgend einer Weise primär erkrankt sei.

Bohlschau bot am 2. Juli 1867, dem Tage der ersten Untersuchung, *Points douloureux* 1) am linken *Foramen infraorbitale*, 2) an der Uebergangsstelle von der Nase in die Wange unter dem linken inneren Augenwinkel, 3) an der Grenze des inneren und mittleren Drittels des linken *Margo supraorbitalis*, 4) am unteren vorderen Theile der linken Schläfe.

An den eben aufgezählten Stellen waren also entzündet 1) der *Nervus infraorbitalis*, dessen zwei bis drei *Nervi palpebrae inferioris* sich zur äusseren und inneren Haut des unteren Lides begeben, 2) der äussere obere Hautast des *Nervus infraorbitalis*, 3) der *Nervus supraorbitalis*, der in *Rami palpebrae superioris* und *frontales* zerfällt, und endlich 4) der obere Backenhautnerv oder der *Ramus superior seu temporalis* des *Subcutaneus malae*, welcher durch das *Foramen superius* des *Canalis zygomatico-temporalis* des Jochbeines geht und nach aufwärts einen oberen und unteren Augenlidast abgiebt. Der linke *Bulbus* mit seinen Augenlidern ist gesund. Der Krampf des B. war diesen Befunden gemäss ein Reflexkrampf, inducirt durch Entzündungsheerde am peripherischen Theile jener sensiblen Nervenstämme, deren normaler Erregungszustand die Action des *Orbicularis* zu moderiren und zu reguliren scheint. Der Reiz, welcher die Entzündungsheerde verursacht hatte, war der rheumatische, weil B. nach seinem Wohlbefinden und gemäss der Untersuchung — abgesehen von dem Gesichtskrampfe — kerngesund war. Die Prognose war günstig, weil die Entzündungsheerde peripherisch waren und eine Methode uns zu Gebote stand, welche rein rheumatische *Points douloureux* bis jetzt stets beseitigt hatte. Jeder Schmerzenspunkt wurde eingepinselt, die Einpinselung nach 8—10 Tagen wiederholt, so dass innerhalb sieben Wochen, welche die Behandlung in Anspruch nahm, jeder *Point douloureux* fünf bis sechs Mal mit *Collodium cantharidatum* bestrichen wurde. — Bei der Länge des Leidens wurde zur Herabsetzung der Erregbarkeit des Nervenmarkes — im Ganzen 16 Mal — unter die Haut, welche normal und über den Schmerzenspunkten gelegen war, $^1/_{12}$ Gran *Morphium aceticum* injicirt. Die Behandlung hatte steigenden Erfolg, die *Points douloureux* und ihr Symptom, der Gesichtskrampf, nahmen an Intensität immer mehr und mehr ab, so dass B. Mitte August sich hergestellt erklärte, bedauerte, sein Geschäft als Silberarbeiter aufgegeben zu haben und das meinerseits beabsichtigte Ende der Cur, die totale Beseitigung der *Points douloureux* nicht abwarten wollte. — In der vorletzten Woche des August 1867 wurden die Muskeln der Stirne, des Mundes, der Nase gar nicht mehr vom Krampfe betroffen, ein Verziehen des Mundes findet daher gar nicht mehr statt. Ein schwacher Rest des früheren Leidens besteht in der Art, dass die linke Backe und der linke *Orbicularis* zuweilen noch leichte zitternde und schwingende Bewegungen zeigen, selten schliesst sich das Auge zu einem kleinen Theile, jedoch niemals contrahirt sich der *Orbicularis* so, dass, wie früher, das Sehen unmöglich wäre. — Am 11. December 1868 stellt sich der Kranke wieder vor und theilt mit, dass der einer völligen Heilung seines Uebels nahe Zustand sich nunmehr über $1^1/_4$ Jahr ohne Unterbrechung erhalten habe, dass oft acht Tage und mehr nicht einmal die Andeutung unwillkürlicher Bewegungen vorhanden sei, und dass er den schwachen Rest seines Leidens bei seiner geschäftlichen Stellung keiner Behandlung und keines Zeitopfers mehr werth erachten könne. Weil die *Points douloureux* noch nicht völlig beseitigt waren, wurde die Cur als noch nicht ganz an dem erreichbaren Ziele angelangt bezeichnet. —

Schliesslich ist erwähnenswerth, dass die *Points douloureux* dem B. nur Krämpfe, niemals Schmerzen verursacht haben, indem er sich nicht erinnert, trotz des zehnjährigen Bestehens seines Leidens jemals Gesichtsreissen empfunden zu haben. — Weil die erregenden Krankheitsheerde in minimaler Weise noch bestehen, dürfen die restirenden Vibrationen der Muskeln als habituell noch nicht bezeichnet werden, und muss andererseits der Kranke als prädisponirt zu einem Rückfalle in die frühere Intensität seines Leidens erklärt werden.

16) Weiss, Maschinenbauer, 51 Jahre alt, Kottbusserstrasse 6 A 3 Treppen wohnend, hat links Katarakt, und in der rechten Kopfhälfte seit $1^1/_2$ Jahre reissende Schmerzen, welche meist von 6—9 Uhr Morgens andauern und nur bei ruhigem, heiteren Wetter 8 — 14 Tage aussetzen. Am *Supraorbitalis*, in der Schläfe, hinter dem Ohrzipfel der rechten Kopfseite sind Schmerzenspunkte zu constatiren. — Ende August 1867 werden die *Points douloureux* mit *Collodium cantharidatum* ihrer Ausdehnung genau entsprechend bestrichen. Nach acht Tagen, am 6. September 1867 ist er von den Schmerzenspunkten und ihren Symptomen befreit und bis 1869 freigeblieben.

17) Klatt, Tabaksarbeiter, myopisch mit starkem *Staphyloma posticum*, klagt am 9. Juli 1867 über rechtsseitiges Gesichtsreissen, welches seit Monaten bestehen soll. Er hat gesunde Organe, jedoch drei rechtsseitige *Points douloureux*, der eine liegt vier Millimeter unter dem *Margo infraorbitalis* in der Verticalen, welche zwischen die zwei vorderen Mahlzähne fällt, er entspricht daher dem *Foramen infraorbitale* und ist auf den *Nervus infraorbitalis* zu beziehen. — Durch *Collodium cantharidatum* sind Druckpunkte und Reissen verschwunden und bis 1869 nicht wiedergekehrt. — *Ex juvantibus* waren die *Points douloureux* des Weiss und des Klatt als rheumatische bewiesen.

18) Schenke, Maschinenbauer, klagt am 16. Juli 1867 über Anfälle von Gesichtsreissen, welche von Thränen und Lichtscheu der Augen begleitet sind. — In der Umgebung der Augen, welche gesund sind, liegen *Points douloureux*. Ein linksseitiger Schmerzenspunkt liegt zwischen *Trochlea* und *Foramen supraorbitale*, ein Beweis, dass sich bei dem Kranken der linke *Nervus frontalis* in zwei Aeste spaltet, in einen stärksten Zweig, den *Nervus supraorbitalis*, der in Begleitung der *Arteria supraorbitalis* das *Foramen supraorbitale* oder die *Incisura supraorbitalis* der *Orbita* verlässt, und in den *Nervus frontalis* im engeren Sinne, der in Begleitung der *Arteria frontalis* den *Margo supraorbitalis* überschreitet. — Die rheumatischen Druckpunkte des kerngesunden Mannes werden am 19. Juli mit *Coll. canth.* bepinselt; am 23. Juli sind *Points douloureux* und Gesichtsreissen verschwunden und bis 1869 nicht wiedergekehrt.

19) Rehkuhl, Maschinenbauer, hat am 12. September 1867 seit zwei Jahren auf beiden Kopfseiten heftige reissende Schmerzen. Er hat *Points douloureux* ausser an den gewöhnlichen Stellen des oberen Kopfes auch in der *Regio verticalis*, also im Bereiche des *Plexus nervosus capitis*, in jener Gegend, welche völlig frei von jeder quergestreiften Fleischfaserung ist und nur sensitive Nerven, die Fortsetzungen der Stirn-, Schläfen- und Hinterhauptnerven enthält. — R. war nie syphilitisch, ist jedoch nicht kerngesund, er leidet vielmehr an jener Krankheit, welche so ungemein verbreitet ist und für welche ich trotz der Verschiedenheit ihrer Formen wegen der Einheit ihrer Ursache, der Gleichartigkeit ihrer Behandlung den Namen primärer *Sepsis* des Blutes vorschlage. — Unregelmässige Fieberanfälle, Milzanschwellung und eine doppelseitige *Choreoiditis septica serosa* mit Trübung der Linse jedes Auges beweisen, dass R. in seiner Kellerwohnung

septische Stoffe zu lange und zu reichlich eingeathmet hat. Seine Krankheitsgeschichte wird anderweitig ausgeführt werden. — Die *Points douloureux*, einmal mit *Coll. canth.* bestrichen, verschwanden und sind bis 1869 mit ihren Symptomen, den reissenden Schmerzen beider Kopfseiten, nicht wiedergekehrt. — *Ex juvantibus* ergab sich daher, dass die circumscripten *Neuritides* eine rein rheumatische Complication zu dem Hauptleiden bildeten, dass das Kopfreissen nur Symptom der *Points douloureux* und nicht einmal zu einem Theile irradiirt war von der doppelseitigen septischen Aderhautentzündung, welche, wenn ihre anfallsweise auftretenden Entzündungsstösse durch serösen Erguss die Bulbuskapsel allzusehr spannen, erfahrungsgemäss reissende Kopfschmerzen in allen Graden der Intensität durch Mitempfindung verursachen.

20) Kessler, Schuhmacher, am 29. Juli 1867 sich vorstellend, leidet an heftigem, oft mehrere Tage anhaltendem Kopfreissen. Während des Reissens Röthung, Schwellung, Schmerzhaftigkeit der Lider und der Umgebungen beider Augen, zumal des rechten Auges; einige Zeit nach dem Aufhören der reissenden Schmerzen verschwinden die ebengenannten fluxionären Phänomene völlig. Auf der rechten Seite 4, links 2 *Points douloureux*. — *Coll. canth.* auf die Druckstellen; am 5. August Besserung und Wiederholung der Einpinselung, durch welche die gesammten objectiven und subjectiven Erscheinungen beseitigt werden. — In diesem Falle übertrug sich die Erregung der rheumatischen Entzündungsheerde auch auf die vasomotorischen Nerven.

21) Am 16. Juli 1867 hatte Fabrikarbeiter Fromm rechtsseitige rheumatische *Keratitis* mit *Points douloureux* in der Umgebung desselben Auges.

22) Am 18. Juli 1867 hatte Schlosser Arendt *Iritis rheumatica* mit *Points douloureux* oberhalb des kranken Auges.

23) Am 19. Juli 1867 hat Lackirer Nowicki rheumatische Ophthalmie des linken Auges und Druckpunkte der linken Kopfseite.

24) Am 30. Juli 1867 hat Mockney rheumatische *Keratitis superficialis* und oberhalb des kranken Auges einen auf Druck schmerzhaften *Nervus supraorbitalis*.

25) Am 31. Juli 1867 hat Megulath diffuse rheumatische *Keratitis* und zwei *Points douloureux* an der Seite des erkrankten Auges.

Diese fünf Krankheitsfälle beweisen, wie sehr viele andere, die nicht erwähnt werden, dass der Stoss, welchen die äussere Luft durch ihre physikalischen Qualitäten gegen die äussere Haut geführt hat, wenn auch verschiedene Organe: Auge und Nerven, so doch nur eine Kopfseite getroffen hat. — Die *Points douloureux* waren in den vorhergehenden Fällen das Augenleiden complicirende, selbständige Krankheitsheerde, sie gaben den vom Augenleiden abhängigen Schmerzen einen mehr oder weniger grossen Zuwachs an Schmerzen. Dieser Zuwachs an Schmerzen wurde beseitigt, sobald durch *Collodium cantharidatum* die *Points douloureux* verschwunden waren.

26) Am 26. Juli 1867 hat Schuhmacher Liebchen rechts *Mydriasis* und Parese des Accommodationsapparates; er liest mühsam Snellen $3^1/_2$, mit Convex 10 bequem Snellen $1^1/_2$. — Trotz fünf *Points douloureux* an sensiblen Nervenstämmen der afficirten Seite hat Liebchen bis jetzt niemals reissende Schmerzen oder Krämpfe gehabt.

27) Am 27. Juli 1867 hat Maler Weisskopf *Nystagmus* und *Points douloureux* sensibler Nerven, ohne bis jetzt Schmerzen gehabt zu haben.

28) Am 4. September sieht Steindrucker Dahms Alles in Nebel und daher in

Nähe und Ferne schlecht. Convexgläser nützen nichts. Negativer Befund mit dem Augenspiegel. Er war nie geschlechtskrank. Sein Leiden ist ein halbes Jahr alt, hat keine Schwankungen aus inneren Gründen gezeigt. Er hat *Points douloureux* und gleichwohl nie Schmerzen und Krämpfe gehabt. Da Dahms kerngesund ist, so sind die doppelseitige *Choreoiditis* und die *Points douloureux* wahrscheinlich rheumatischer Natur. — Der Augenspiegelbefund ist negativ, weil das Exsudat der rheumatischen *Choreoiditis* in diesem Falle seröser Natur ist. Das Augenleiden ist in der That rheumatisch, weil es durch eine antirheumatische Methode völlig beseitigt wird.

29) Im September 1867 hatte Fabrikarbeiter Nicke acuten *Status gastricus cum febre*, *Strabismus convergens* des linken Auges durch rheumatische Entzündung, resp. Lähmung des *Rectus externus* des linken Auges und drei *Points douloureux* in der Umgebung des linken Auges, ohne jemals Kopfreissen oder Krämpfe gehabt zu haben.

Die drei vorhergehenden Krankheitsfälle beweisen, wie viele andere zur Beobachtung gekommene Kranke, dass — wie im allgemeinen Theile ausgeführt worden ist — acute Krankheitsheerde selbst an sensiblen Nerven nicht mit Nothwendigkeit Schmerzen oder Krämpfe erregen, sondern latent bleiben können. Es ist jedoch rathsam, alle rheumatischen *Points douloureux* durch *Collod. canth.* anzugreifen, weil wir nicht wissen können, ob die bisher latent gewesenen *Points douloureux* auch latent bleiben, weil nicht selten nach beseitigtem Augenleiden sie aufhörten, latent zu sein und die Kranken nachträglich gezwungen wurden, sichwegen reissender Schmerzen oder klonischer Krampfbewegungen von Neuem in Behandlung zu begeben.

30) Frau Bastian, Pallisadenstrasse 51 wohnend, jung, kräftig, blühend, hat seit drei Wochen die Fähigkeit verloren, in der Ferne zu sehen; in der Nähe sieht sie so schlecht, dass sie Geldstücke nicht mehr unterscheiden, gewöhnliche Druckschrift nicht mehr lesen kann, so dass sie ihren Obst- und Gemüsehandel daher hat völlig einstellen müssen. Gleichzeitig hat sie die heftigsten reissenden Schmerzen im oberen Theile beider Kopfseiten. Convexgläser nützen ihrem Sehvermögen nichts. Der ophthalmoskopische Befund war negativ, weil das Exsudat der doppelseitigen Aderhautentzündung serös war. Beide *Bulbi* waren auf Druck nicht schmerzhaft und nicht gespannt, die vordere Augenkammer war nicht abnorm klein, Excavation der *Papilla optica* war nicht vorhanden, die Zahl der Finger vermochte Frau B. noch zu unterscheiden. Der seröse Erguss war nicht so stark, um auf grobe Weise constatirt werden zu können, um das Linsensystem vorzuschieben, die Bulbuskapsel abnorm hart und empfindlich zu machen, die *Papilla optica* auszuhöhlen. Der Erguss war so geringfügig, dass er sich nur auf feine Weise durch Herabsetzung des Sehvermögens verrieth, indem scheinbar ein Nebel mit den Augen zu durchdringen war. Für die Heilmethode war nun wesentlich zu bestimmen, ob das Augenleiden rheumatischer oder septischer Natur war.

Die rheumatische seröse Aderhautentzündung habe ich nie heftige Schmerzen verursachend constatiren können; es bestand daher entweder eine Complication mit *Points douloureux* an sensiblen Kopfnerven oder es bestand eine acute septische seröse *Choreoiditis*. Die letztere zeigt stets dann die heftigsten Schmerzen, welche über den ganzen oberen Kopf irradiiren, wenn sie nicht in einem Entzündungsanfalle — ähnlich der rheumatischen Aderhautentzündung — besteht, sondern wenn sie aus einer Reihe rasch hintereinander sich folgender Entzündungsanfälle sich zusammensetzt und der neue Anfall stets mehr Serum ergiesst, als durch Resorption in der anfallsfreien Zeit entfernt worden ist. — Es giebt jedoch eine subacute Aderhautentzündung, welche schon dadurch ihren septischen Ursprung entschieden verräth, dass sie grosse Schwankungen im Sehvermögen herbeiführt, welche nur aus inneren Gründen erfolgen. Diese Schwankungen besagen dasselbe, was in schwereren Fällen die wechselnde Zu- und Abnahme der Spannung des *Bulbus* und der Schmerzen constatiren, dass der Process nicht ein continuirlicher, sondern ein eminent discontinuirlicher ist, dass Zeiten der Production von Serum von Zeiten überwiegender Resorption abgelöst werden. Mögen wir nun einen erheblichen Wechsel in der Zu- und in der Abnahme des intraocularen Druckes und der Schmerzen oder nur in der Zu- und in der Abnahme des Sehvermögens feststellen, es handelt sich immer um den septischen, also ätiologisch gleichen Process, der im ersten Falle mit grosser Intensität, im zweiten Falle in geringerer Stärke auftritt.

Frau Bastian zeigte gar keine Schwankungen im Sehvermögen, ihre Amblyopie war seit Wochen sich völlig gleich geblieben. Ausserdem waren an dem gesammten behaarten und unbehaarten Theile der *Regio cranii superior* fünfzehn *Points douloureux* von grosser Intensität zu constatiren, deren Symptom die unerträglichen Kopfschmerzen waren.

Mit Rücksicht auf den guten Allgemeinzustand der Patientin, welche fast den ganzen Tag im Freien war, mit Rücksicht auf den wechsellosen, gleichmässigen Gang des Augenleidens waren die *Choreoiditides* und *Neuritides* fast gewiss rheumatischen Ursprunges und forderten um dieser ihrer Natur willen die Antiphlogose im weiteren Sinne, also die Blut und Säfte entleerende Methode. Frau B. war in 12 Tagen völlig hergestellt durch die antirheumatische Methode. — Die angewandten Mittel, örtliche Blutentleerungen in beiden Schläfen, *Tartarus stibiatus* in der von Geheimrath Böhm gelehrten Weise, *Collod. canth.* wären gegen floride septische *Choreoiditis* und floride septische *Neuritides* völlig wirkungslos gewesen.

31) Fräulein Bertha W., 18 Jahre alt, hat seit einem Jahre Anfälle der heftigsten Kopf- und Augenschmerzen, gegen welche der gesammte augenärztliche Heilapparat von verschiedenen Seiten bisher vergeblich in Anwendung gekommen ist. Durch die Inspection und den Augenspiegel war nichts Abnormes zu entdecken. Als sie im Sommer 1867 sich zum ersten Male vorstellte, war sie im Momente der Untersuchung völlig schmerzensfrei, allein sie hatte zahlreiche *Points douloureux* an den sensiblen Nerven der *Regio cranii superior*. — Von der Hoffnung ausgehend, dass die Augenschmerzen vielleicht irradiirt von den wohl rheumatisch afficirten Kopfnerven wären, glaubte ich, durch *Collodium cantharidatum* mit den *Points douloureux* auch die Augenschmerzen beseitigen zu können. Allein das *Collodium cantharidatum* versagte trotz entschiedener epispastischer Wirkung; trotz dreimaliger Einpinselung persistirten die *Points douloureux* nicht allein, sie hatten vielmehr an Intensität und, obgleich Patientin sich vor Erkältungen äusserst hütete, sogar an Zahl zugenommen. In gleicher Weise blieben die Augenschmerzen dieselben, obgleich subcutane Morphiuminjectionen in beide Schläfe zur Anwendung kamen. Von diesen Injectionen musste Abstand genommen werden, weil drei Mal unmittelbar nach jeder Injection ein mehrstündiger Fieberanfall mit starkem Froste, grosser Hitze, profusem Schweisse und mit äusserst heftigen Kopf- und Augenschmerzen sich eingestellt hatte. Selbst während der furchtbarsten Augenschmerzen vermochte sie für

einen Moment Jäger 1 zu erkennen; — in den anfallsfreien Zeiten konnte sie Jäger 1 dauernd lesen. — Die Persistenz der *Points douloureux* trotz des angewandten *Collodium cantharidatum*, ihre Zunahme an Intensität unter der mindestens gegen äussere Einflüsse schützenden Collodiumdecke, die Fortdauer der „Ciliarneuralgie", die Prädisposition und Labilität des Körpers, auf den veranlassenden Reiz einer Morphiuminjection von $^1/_{12}$ Gran nicht mit Schlaf und Schmerzlosigkeit, sondern mit einem reinen Fieberanfalle und Schmerzen im Gebiete der entzündlich afficirten Kopfnerven und der auf Druck empfindlichen *Bulbi* zu antworten, endlich das Emporschiessen einiger neuen *Points douloureux*, trotzdem Patientin sich vor Erkältung ängstlich gehütet hatte, erschütterten die bisherige Diagnose und veranlassten mich, die Patientin einer genauen physikalischen Untersuchung zu unterwerfen. Diese Untersuchung ergab eine palpable Milzanschwellung, welche $2^1/_2$ Querfinger breit den Rand der kurzen Rippen überragte und nach oben bis zur siebenten Rippe mit intensiver Dämpfung sich erstreckte. Längere Zeit vor den Augenschmerzen haben nach Zeit und Dauer unregelmässige Fieberanfälle bestanden und die „Ciliarneuralgie" ist bald mit, bald ohne Fieber eingetreten. — Jede örtliche Behandlung wurde nunmehr ausgesetzt; wegen eines *Ulcus ventriculi chronicum simplex* erbrach sie das Chinin, dasselbe wurde daher subcutan beigebracht. Fieberparoxysmen, die *Phlogosis fugax* der Ciliarnerven, die *Points douloureux* der sensiblen Kopfnerven nahmen an Intensität rasch ab und verschwanden schliesslich ohne jede örtliche Behandlung, so dass die septische Natur selbst der *Neuritides* zweifellos war. — Als Patientin sechs Wochen eines vollen Gesundheitsgefühles sich erfreut hatte, reiste sie in die Heimath gegen meinen entschiedenen Willen, weil der Milztumor noch nicht völlig beseitigt war und daher bei der Rückkehr in die alten Wohnungsverhältnisse die Wiederkehr des früheren Leidens in fast sicherer Aussicht stand.

32) Geheimräthin Z., 40 Jahre alt, ungewöhnlich kräftig gebaut, klagt seit vielen Jahren über Kopfreissen, Schmerzen des Rumpfes und der Glieder. Sie will nach vielen vergeblichen Curversuchen und mit Berufung auf ärztlichen Ausspruch an einer Affection des Rückenmarkes leiden. Niemals bestand Parese oder Paralyse, nirgend war Anästhesie, Parästhesie oder Hyperalgesie der Haut zu constatiren. Zu diesen negativen Befunden gesellten sich jedoch werthvolle positive Ergebnisse: es fanden sich an den sensiblen Nerven der *Regio cranii superior*, am rechten *Medianus* entlang dem unteren Drittel des *Humerus* im *Sulcus bicipitalis internus*, an beiden *Nervi ischiadici* und zwar an der Grenze des inneren und mittleren Drittels der Entfernung zwischen der *Tuberositas ischii* und *Trochanter major*, hinter dem Kopfe der *Perone* am *Peroneus*, hinter dem *Malleolus externus*, also am *Ramus cutaneus cruris externus* des *Peroneus* und am *Ramus communicans* des *Tibialis Points douloureux*. Ausserdem waren die Muskeln des Rückens, der Bauchwand und der Beine an vielen thaler- bis handtellergrossen Stellen auf Druck schmerzhaft. Kein Wirbel war auf Druck empfindlich. Die Schmerzen, über welche Patientin klagte, gingen daher nicht von der Wirbelsäule oder ihrem Inhalte aus, sondern beruhten nachweisbar auf *Polyneuritis* und *Polymyitis*. — Im Glauben, dass es sich um umschriebene rheumatische Entzündungen der Nerven und Muskeln in diesem Falle handelte, wurden, da Patientin Bäder jeder Art als erfahrungsgemäss wirkungslos ablehnte, die *Points douloureux* der Muskeln und Nerven nacheinander mit *Collodium cantharidatum* bestrichen, und gegen den dauernden Aufenthalt der Patientin im geschlossenen Zimmer ihres kranken Sohnes kein Einspruch meiner-

seits erhoben. Allein die Schmerzensstellen verschwanden nicht, sie nahmen vielmehr an Zahl und Intensität zu, trotzdem Patientin sich weder erkältet hatte, noch bei der Art ihrer Lebensweise sich erkälten konnte. Die Diagnose war daher irrig, es handelte sich nicht um *Rheumatismus* sondern um eine *Polyneuritis* und *Polymyitis septica*, für welche der dauernde Aufenthalt in einem Krankenzimmer, das nur indirect gelüftet wurde, eine eminente Schädlichkeit war. — Die nähere Untersuchung ergab nun eine Milzanschwellung und das Vorhandensein von Fieberanfällen, welche meist des Nachts begannen, von der Kranken als Schnupfenfieber bezeichnet wurden und mit Mattigkeit, Schlaflosigkeit, schlechtem Aussehen, Appetitlosigkeit verbunden waren.

33) Ein Mädchen aus Schlesien stellte sich mit einem subacuten *Caput obstipum* vor, welches der Behandlung in der Heimath nicht weichen wollte. — Der rechte *Sternocleidomastoideus* war in seiner ganzen Länge auf Druck schmerzhaft und in grösster Extension; der linke Kopfnicker war durch Contractur verkürzt, jedoch auf Druck nicht schmerzhaft. Ob die Entzündung des rechten Kopfnickers rheumatisch oder septisch war, wurde nicht festgestellt. Die Contractur des linken antagonistischen *Sternocleidomastoideus* war secundär und liess den Schluss zu, dass die entzündliche Lähmung des rechten Kopfnickers nicht mehr frischen Datums war.

34) Böttcher, Maschinenbauer, klagt am 2. December 1867 über „Zucken“ des linken Auges, welches Zucken in rasch folgenden Contractionen des *Musc. orbicularis* bestand. In der linken Schläfe befand sich ein *Point douloureux*, von dem reissende Schmerzen bis jetzt nicht ausgegangen waren. Der linke *Bulbus* und seine Schleimhaut waren normal. Der Hals war fast steif, weil er wenig nach rechts und nur unter Schmerzen bewegt werden konnte. Eine Schiefstellung des Kopfes war nicht vorhanden. Der Krankheitsheerd für den Krampf des *Orbicularis* war in der linken Schläfe gefunden, wo lag der Krankheitsheerd des Halses? Der rechte *Musc. sternocleidomastoideus* war in seiner oberen Hälfte auf Druck sehr schmerzhaft und folglich entzündet. Eine schmerzlose Contractur der Nackenmuskeln bestand nirgends; hätte sie bestanden, so hätte sie hingewiesen auf eine Entzündung der Gelenke oder eine Reizung des Inhaltes der Halswirbelsäule, durch welche sie reflectorisch erregt worden wäre. Je rascher die Entzündung des rechten *Sternocleidomastoideus* beseitigt wurde, um so weniger stand *Caput obstipum* durch Contractur des linken Kopfnickers in Aussicht. Der entzündungserregende Reiz für den *Point douloureux* der Schläfe und den rechten Kopfnicker war der rheumatische, weil Patient völlig gesund bisher gewesen war und Zugluft den durch Arbeit ermüdeten und schwitzenden Körper getroffen hatte. — Am 9. December war er durch die antirheumatische Methode völlig hergestellt, d. h. der Krampf des *Orbicularis* war verschwunden und der Hals schmerzlos und frei beweglich.

35) Frau Lange — Linienstrasse — erhält reissende Schmerzen in der äusseren Seite des rechten Beines so, dass sie nicht mehr fähig ist, die Treppe zu steigen. *Points douloureux* sind hinter dem *Trochanter major*, dem *Capitulum fibulae* und *Malleolus externus* vorhanden. Patientin hat seit längerer Zeit unregelmässige und abortive Fieberanfälle. Durch möglichst reine Luft und Chinin schwinden ohne örtliche ableitende Behandlung in acht Tagen Fieber, *Points douloureux* und die „*Ischias*“. Es folgt hieraus, dass der krankmachende Reiz der septische war und dass die Imprägnirung des Blutes mit septischen Stoffen wegen der raschen Heilwirkung des Chinins nur geringfügig sein konnte.

36) Frau Kaufmann W. hat im Winter 1867 seit mehreren Wochen heftige Schmerzen in der vorderen Brustwand. Der linke *Pectoralis major* ist an zwei thalergrossen Stellen und das *Corpus sterni* an seinem unteren Viertheil auf Druck sehr schmerzhaft. Lunge und Herz sind gesund. Blutentleerungen an den Druckschmerzstellen, später *Collodium cantharidatum* beseitigen scheinbar mehrmals die Krankheitsheerde im *Pectoralis*, jedoch nicht die *Periostitis* des Brustbeines. Die Krankheitsheerde im *Pectoralis* kehren immer wieder, trotzdem Patientin das Zimmer nicht verlässt und ihre Brust permanent in Watte gehüllt hält. — Die *Points douloureux* der Brustwand waren als rheumatische angenommen worden, weil Patientin im Sommer 1867 von Salzbrunn zurückgekehrt an einer rheumatischen serösen Aderhautentzündung des rechten Auges mit raschem Erfolg in meiner Behandlung gewesen war. Der Misserfolg der Antiphlogose liess die Krankheitsheerde als septische erscheinen, so dass die Entzündungsheerde im *Pectoralis major sinister* wegen ihrer flüchtigen Natur nicht mit wahrem, sondern nur mit scheinbarem Erfolge behandelt worden waren. — Die genauere Untersuchung ergab nun Milzanschwellung, seit einem Jahre Fieberanfälle mit profusen Schweissen. — Von einer örtlichen Behandlung der sternalen *Periostitis* und der umschriebenen Entzündungen im *Pectoralis major sinister* wurde nunmehr völlig Abstand genommen. Durch die antiseptische Methode erlangte Patientin ein nicht erwartetes Wohlbefinden, weil sie wegen ihres gesammten Leidens als der Tuberculose verdächtig nach Salzbrunn gesandt worden war.

37) Herr Schnorpel, 27 Jahre alt, hat am 6. Februar 1868 seit vier Wochen reissende Schmerzen in der äusseren Seite des rechten Beines. Seit 3 Tagen besteht Lichtscheu, Röthe, Schwellung, seröse Secretion der *Conjunctiva bulbi* und *palpebrarum* des linken *Bulbus* dessen Ciliargefässe einen rosenrothen Saum um die Hornhaut bilden. Des Nachts treten im Auge unerträgliche Schmerzen auf. Iris und Hornhaut sind noch nicht nachweisbar afficirt. An der Austrittsstelle des linken *Nervus supraorbitalis*, vor und hinter dem linken Ohre, hinter dem linken *Processus mastoideus* befinden sich *Points douloureux*. Auf der rechten und hinteren Seite des Kopfes sind keine Druckpunkte. Hinter dem rechten *Trochanter major*, *Capitulum fibulae* und *Malleolus externus* sind *Points douloureux*. — Durch die antirheumatische Methode ist er am 9. Februar gebessert und am 13. Februar völlig hergestellt.

38) Herr Elias, stud. philolog., seit 6 Jahren mit Unterbrechungen an Amblyopie, Kopiopie, Ciliarneuralgie, Fieberanfällen in fruchtloser Behandlung, war ein *Septicus*, und erhielt während der Cur, welche ihn hergestellt und in Wohnungswechsel und subcutanen Chinininjectionen bestanden hat, vor 8 Wochen eine über handtellergrosse Entzündung im mittleren Theile des linken *Extensor dorsi communis*. Diese Entzündung trat Nachts mit der Plötzlichkeit und Gewalt eines Schlages im Bette auf und trat objectiv als subcutane Druckschmerzstelle, subjectiv als „Hexenschuss“ in die Erscheinung. Dieser Entzündungsstoss, der 4 Tage zu äusserster Ruhe zwang, hielt 8—10 Tage an, nach acht freien Tagen fand in dieselbe Stelle des *Extensor dorsi communis* eine zweite explosive Entzündung statt, sie hielt nur zwei Tage an. Vierzehn Tage nach dem zweiten Entzündungsanfalle fand in dieselbe Stelle der dritte Entzündungsstoss statt, welcher nur einen Tag andauerte. Endlich 4 Wochen nach dem dritten Entzündungsanfalle erfolgte in dieselbe Stelle des Rückenstreckers die letzte septische Entladung, welche jedoch nur einen halben Tag angedauert hat. — Oertliche Behand-

lung fand nicht statt; unter der Allgemeinbehandlung wurden die septischen Entzündungsstösse, wie zu verfolgen ist, immer flüchtiger, bis sie ganz aufhörten.

39) Frau Kaufmann G. hat im Sommer 1867 seit sechs Jahren hie und da leichte Fieberanfälle; seit 12 Wochen ist der rechte Arm von Entzündungen afficirt. Vier Carpalgelenke der Finger desselben sind geschwollen, roth, auf Druck und bei Bewegung schmerzhaft. Das *Olecranon* ist auf Druck schmerzhaft, ebenso der *Medianus* oberhalb des Handgelenkes, wo er drei Querfinger zwischen der Sehne des *Palmaris longus* und *Flexor manus radialis* liegt. — *Collodium cantharidatum* versagte für die *Neuritis* und *Periostitis*, — die Davie'sche Methode versagte für die *Polyarthritis*. — In einigen Monaten wurde sie durch die antiseptische Methode so geheilt, dass sie dem Clavierspiel bis heute ohne Rückfall in gewohnter Weise hat obliegen können.

40) Frau H. hat an jedem *Ischiadicus* drei *Points douloureux*, am rechten *Nervus ileo-inguinalis* zwei *Points douloureux*, ferner sind beide Handgelenke zeitweise geschwollen und auf Druck schmerzhaft. — Ehe sie nicht die sehr feuchte Wohnung verlässt, ist an Beseitigung ihrer septischen Entzündungen nicht zu denken.

41) Maria Barth, aus Souvillier im Canton Bern, hat sehr heftige reissende Schmerzen am unteren Theile ihres Rumpfes. — Sie zeigt am rechten elften Intercostalnerven, am vorderen oberen Stachel und am Bauchringe rechterseits, also an dem fast ausschliesslich sensiblen *Nervus ileo-inguinalis* und am linken elften Intercostalnerven *Points douloureux.* — Wegen gleichzeitiger Fieberanfälle, Milzanschwellung und flüchtiger Anschwellungen einzelner Gelenke wird sie ohne örtliche Cur durch die antiseptische Methode auch von den heftigen reissenden Schmerzen ihres Rumpfes befreit.

42) Frau Prediger H., in der Nähe von Magdeburg wohnend, hat das heftigste Kopfreissen und zahlreiche *Points douloureux* an den sensiblen Nerven der *Regio cranii fornicata.* — *Collodium cantharidatum* in wiederholter Application versagte trotz seiner epispastischen Wirkung völlig und zwar aus demselben Grunde, aus welchem beide von Glaukom befallenen Augen trotz drei von drei Meistern ausgeführten Iridektomien der Erblindung immer mehr sich näherten. — Es handelte sich um floride septische *Neuritides* und *Choreoiditides.*

43) Frau Dr. H. hatte Milztumor, Fieberanfälle, *Status gastricus*, vier *Points douloureux* an den Muskeln beider Arme, je einen *Point douloureux* am rechten Ellenbogengelenke und am rechten Knie.

Die Fälle 5, 6, 15, 16, 17, 18, 19, 20, 21, 22, 23, 24, 25, 26, 27, 28, 29, 34, 37 gehörten der Geheimrath Böhm'schen Poliklinik an.

44) Herr Consistorial-Secretär Langewisch bewohnt mit seiner Familie seit 5 Jahren ein völlig neues Haus, Pionirstrasse Ia. — Vor 2 Jahren noch wurden die in den Schränken aufbewahrten Gegenstände mit Schimmelbildungen überzogen.

Ende November 1868 erkrankt die $9\frac{1}{2}$ Jahr alte Sophia Langewisch an einer Halsaffection, welche örtlich und in Bezug auf den Allgemeinzustand so geringfügig war, dass die Elteren es nicht für nöthig erachteten, den Hausarzt zu consultiren. Die Kleine besuchte nach abgelaufener Halskrankheit die Schule, war jedoch so bleich, dass der Lehrer sie wiederholt fragte, ob sie nicht krank sei. Diese Frage verneinte sie. Drei Tage vor Weihnachten begann sie die Fähigkeit zu verlieren, in der Nähe zu lesen und zu arbeiten, die Unfähigkeit, für die Nähe zu accommodiren, nahm zu und kurz vor Neujahr 1869 hatte sie selbst für die grösste Schrift die Accommodation verloren, sie war völlig weitsichtig geworden. Wenn die Kleine mehrere Stunden in der freien Luft gewesen war, vermochte sie — nach Aussage des Vaters — gewöhnliche Druckschrift, nicht in der Nähe, jedoch in der Länge ihres gestreckten Armes entfernt gehalten zu lesen. Um Weihnachten 1868 wurde die Stimme unerträglich, in dem sie ihre Reinheit eingebüsst hatte und an die Laute der Krähe erinnerte. Die krankhafte Veränderung der Stimme blieb andauernd und wurde niemals durch reine Töne unterbrochen.

Am 10. Januar 1869 gerathen zum ersten Male die verschluckten flüssigen Gegenstände in die Nase; auch dieser abnorme Zustand geht nicht vorüber.

Am 14. Januar tritt Doppeltsehen ein, anfangs nur der fernen Gegenstände, dann auch der mehr näheren Gegenstände, so dass Patientin am 24. Januar von einer Entfernung von $1^1/_2$ Fuss an alle Gegenstände doppelt sieht.

Seit dem 12. Januar hat Patientin täglich in der „Schlummerstunde" einen Anfall von Frost und Mattigkeit, ohne Hitze und ohne Schweiss. — Mit der von Geheimrath Böhm verordneten Convexbrille 12 vermochte Patientin die kleinste Schrift dauernd zu lesen, ein Beweis, dass die Augen nur die Accommodation eingebüsst hatten. — Am 16. Januar übergab mir Geheimrath Böhm die Patientin und ausser den vorgenannten anamnestischen Momenten wurde eine Milzanschwellung bis zur siebenten Rippe und bis zum Rande der kurzen Rippen festgestellt; seit December hatte Sophie öfter über Stiche in der Milzgegend bei ruhiger Lage und beim raschen Gehen geklagt.

Der Fall gehörte nicht dem *Rheumatismus*, sondern in allen seinen Phasen der primären *Sepsis* des Blutes an. Die Halsaffection Ende November war fast gewiss eine septische Entzündung, vielleicht mit partieller und leichter diphtheritischer Exsudation. Von Anfällen septischer Reizung wurden nun nacheinander betroffen: zuerst die Accommodationsmusculatur beider Augen, sodann die Musculatur der Stimmbänder, darauf die des *Palatum molle* und endlich der *Musculus rectus externus sinister*. Die Zunahme des Doppeltsehens von der Ferne bis in die Nähe von $1^1/_2$ Fuss beruhte auf der allmählig zunehmenden Contractur des *Musculus rectus internus* in Folge der dauernden Lähmung seines Antagonisten, des *Rectus externus*.

Mit Rücksicht auf den Eintritt des Fieberanfalles um 5 Uhr Nachmittags erhält Patientin zwischen 2 und 3 Uhr Nachmittags 4 Gran *Chininum sulphuricum* täglich und zwar durch den Mund, weil der Verdauungsapparat durchaus intact ist. Verordnet werden: möglichster Aufenthalt im Freien, Ventilation des Wohn- und Schlafzimmers, kräftige Kost, Malzbier von Michaelis (Potsdamerstrasse 43 a), welches nach Ziureck möglichst wenig Alkohol und Hopfen, gar keine Kräuterzusätze, dagegen möglichst viel Kohlenhydrate enthalten soll. — Am 16. Januar, an welchem Tage alle Lähmungen in völliger Intensität noch fortbestanden, begann die Cur, die Kleine sah bleich aus.

Am 18. Januar, nach Verbrauch von 12 Gran Chinin, hat Sophie den letzten Fieberanfall gehabt.

Am 20. Januar, nach Verbrauch von 20 Gran Chinin, ist die völlige Reinheit der Stimme zurückgekehrt.

Seit dem 22. Januar, nach Verbrauch von 28 Gran Chinin, vermag Patientin die kleinste Schrift in der Nähe dauernd zu lesen ohne Brille, welche daher seit diesem Tage überflüssig geworden ist. — Am 24. Januar bewahrheitete die Untersuchung die Angaben des Vaters; die Tochter vermochte Jäger 1 ohne Brille dauernd zu lesen. — Milzanschwellung unverändert, ebenso das Doppeltsehen, alle Gegenstände der Ferne bis auf eine Nähe von $1^1/_2$ Fuss erscheinen zweifach. — Vom 24. Januar an sollen einen um den anderen Tag 4 Gran Chinin genommen werden.

Am 30. Januar wird berichtet, dass mehrere Tage Abends halb 9 Uhr ein Frost von $1^1/_2$ stündiger Dauer in der warmen Stube die Kleine befallen hat, so dass verordnet wird, täglich 4 Gran Chinin gegen 7 Uhr Abends zu nehmen. — Seit dem 3. Februar kein Frostanfall mehr und an diesem Tage beginnt nach der genauen Prüfung des Vaters das Doppeltsehen abzunehmen: von der nächsten Nähe bis zu einer Entfernung von 4 Fuss sieht sie einfach, erst von der Entfernung von 4 Fuss an beginnt das Doppeltsehen. Dieses Doppeltsehen nimmt zunehmend ab, so dass dasselbe am 6. Februar Nachmittags völlig verschwunden ist und auch die fernen Gegenstände einfach gesehen werden. Am 7. Februar klagt Patientin noch über Stiche in der linken Seite, sonst ist sie völlig wohl. — Am 14. Februar hat sie 74 Gran Chinin verbraucht, die Milz ist nur bis zur achten Rippe geschwollen, die Kleine sieht wohler aus und wird stärker. Nur jeden dritten Tag 4 Gran Chinin. — Am 7. März 1869 ist Patientin frisch und rothwangig, Milzanschwellung nicht mehr festzustellen, sie wird daher aus der Cur entlassen.

Die Lähmungen dieses Falles diphtheritische zu nennen, kann als zutreffend nicht zugegeben werden, denn erstens kommen septische Lähmungen am Muskel- und Nervensysteme vor, denen eine Schleimhautaffection septischen Ursprunges nicht vorausgeht, zweitens braucht das Exsudat der vorangegangenen septischen Schleimhautentzündung nicht diphtheritisch zu sein und endlich müssen die auf Reizungsanfällen beruhenden Lähmungen vor Allem die Signatur ihres Ursprunges, ihrer Ursache tragen, weil es für die Behandlung wesentlich und entscheidend ist, ob die Lähmung auf *Rheuma*, *Syphilis* oder *Sepsis* u. s. w. zurückzuführen ist. — Den Ausdruck: „Diphtheritis" für die primäre *Sepsis* des Blutes in allen den Fällen zu gebrauchen, in welchen die entzündlichen Explosionen auf die Schleimhäute mit diphtheritischer Exsudation erfolgen, heisst für zwei grundverschiedene Dinge: für eine Krankheitsursache und für eine Exsudationsform einen und denselben Namen wählen.

Leipzig, Druck von Giesecke & Devrient.

Leipzig, Druck von Giesecke & Devrient.

www.ingramcontent.com/pod-product-compliance
Lightning Source LLC
LaVergne TN
LVHW042249300926
849161LV00003B/531